監修 **OPAT6研究会** オーパットシックス 編集 **小林幸治　坂田祥子**

作業遂行6因子
分析ツール

クライエントの思いと
主体的な作業の実行状況を支援する

三輪書店

はじめに

　作業遂行6因子分析ツールという聞き慣れない本書を手に取っていただいてありがとうございます．この本は，作業遂行6因子分析ツール（OPAT6）研究会の設立メンバーで毎月，夜遅くまで話し合ってきた作業療法への思いと情熱が詰まっています．

　さて，日本における現在の作業療法は，さまざまに活動領域を拡げてきていますが，同時に若手スタッフの急増に伴う専門職教育における課題が生じています．また，目の前の日常業務に追われ，作業療法は本来どうあるべきかを考えることが後回しになることも多く，これは皆さんが日頃もやもやしてしまっていることにも通じているのではないかと思います．私たちの作業療法は，それを成り立たせているルーツや哲学のもとに実践される技術であり，その基本となるものがクライエント中心の作業療法という考え方です．OPAT6は，クライエントの内面への理解を深め，その人の主体的な作業の実行状況の変化を可能にする作業療法ツールです．

　本書の構成は以下のようになっています．

　第1章では，作業療法を実践する場で求められるものを考え，作業療法が「クライエントの生活を彩る作業遂行の実現を支援するサービス」であると述べています．それに対し，作業療法の臨床現場における現状と課題を整理したうえで，クライエント中心の作業療法を実践するためにOPAT6が有効であることを説明しています．

　第2章では，作業療法の臨床の核を考えます．作業療法を成り立たせているものは何かを，そのルーツ，作業療法の哲学，作業療法の教育，クライエント中心の作業療法実践について説明しています．そして，OPAT6におけるクライエントの理解の仕方について示し，OTが現場でどのような専門職であると認知されればもっと必要とされるのかを述べています．

　第3章では，OPAT6の特徴と，それを用いた作業療法の基本的な流れを概説しています．クライエントに関する情報収集と評価から課題を抽出し，その課題について六角形の形をした状況図（OPAT6で使用する図）を作成して分析する方法を述べます．そして，作成された状況図から，作業療法におけるセラピー仮説とアプローチを立案し，その実施につなげる方法を説明します（図）．

　第4章では，OPAT6による作業療法の基本的な展開を代表的な事例を用いて説明し

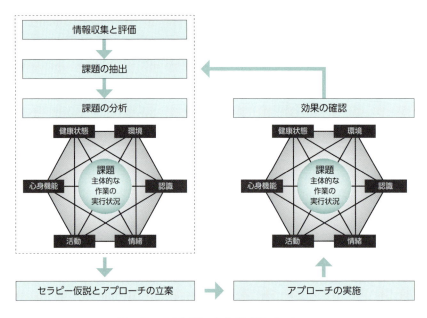

図　OPAT6を用いた作業療法プロセス

ています．

　第5章では，回復期リハビリテーションの初期，中期，後期，フォローアップ期の4つの時期別の関わり方について，状況図を用いて視覚的に表し，熟練したOTの実践知を紹介しています．回復期リハビリテーションの作業療法では，課題に志向したトップダウンアプローチで，作業に焦点を当てた実践が進められますが，クライエントの状態がどの時期に当たるのかを見据えながら，それぞれに必要なアプローチを進めます．また，退院移行支援の際には，クライエントの"その人らしさ"を大切にした作業療法へと展開していきますが，その具体的なノウハウについても触れました．

　第6章では，5つの事例を紹介しています．掲載順に，ADLをテーマにした脊髄損傷の事例，家事役割再獲得を目指した高齢の事例，疼痛コントロールとADL獲得が課題となった事例，セルフマネジメントをテーマにした認知機能障害の事例，最後に，在宅の事例として終末期に離床と家族交流をテーマとした事例です．

　また，各章の随所には，本文で触れられなかったテーマに関するMemoを載せています．Columnとあわせて，本文の理解を深めるためのヒントが得られるようにしました．

　読者の皆さんには，本書を通じて，是非，作業に焦点を当てた治療・指導・援助である作業療法にOPAT6を活用していただき，このシンプルな六角形の状況図を作業療法

の臨床実践や教育に愛用してほしいと願っています.

　OPAT6 は単体でも使用できる一方で，他の作業療法の理論やツールと併用して，その多角的で複雑な課題を視覚化する部分を担う使い方もできます. このように，OPAT6 はさまざまに応用できるツールだと考えており，引き続き臨床実践研究を進めて，OPAT6 を用いたクライエントの内面を重視した作業療法の普及と発展に取り組んでいきます. どうぞよろしくお願いいたします.

　2024 年 8 月

作業遂行 6 因子分析ツール研究会
会長　小林幸治

目　次

はじめに……………………………………………………………………… iii

用語 ………………………………………………………………………… xiii

執筆者一覧 ………………………………………………………………… xiv

第 1 章　作業療法の役割

① クライエントの生活を彩る作業遂行の実現 …………… 2

作業療法にできること……………………………………………… 2

作業療法の実践の場で求められるもの………………………… 3

作業療法の臨床現場における現状と課題 …………………… 4

クライエントの望む「参加」の実現 ………………………… 5

「主体的な作業の実行状況」の改善………………………… 5

第 2 章　作業療法の臨床の核を考える

① 作業療法を成り立たせているもの …………………… 8

作業療法のルーツ ………………………………………… 8

作業療法の哲学 …………………………………………… 9

作業療法の教育 …………………………………………… 11

クライエント中心の作業療法の実践 ………………………… 12

② OPAT6 におけるクライエントの理解の仕方 ………… 15

クライエントの生活や人生についての理解と「参加」の関連 …… 15

クライエントと作業についての理解 ………………………… 16

vii

③ 現場で専門職として必要とされるために ……………… 18

専門職として臨床に理論やモデルを活用することで貢献できる… 18

リハビリテーションチームにおける OT の特性 ………………… 19

現場で専門職として必要とされるために ……………………… 20

第3章　作業遂行6因子分析ツール（OPAT6）とは

① OPAT6 の概要と特徴 ……………………………… 22

OPAT 6 の開発の背景 ………………………………… 22

OPAT 6 とはどんな臨床ツールなのか ……………………… 23

OPAT 6 の特徴 ………………………………………… 24

② 主体的な作業の実行状況と6つの因子 ……………… 27

「主体的な作業の実行状況」を捉えることの意義 ……………… 27

「主体的な作業の実行状況」と6つの因子の関連 ……………… 28

6つの因子の特性 ……………………………………… 29

③ OPAT6 を用いた作業療法の展開 ………………… 34

状況図とは …………………………………………… 34

OPAT 6 のプロセス …………………………………… 35

情報収集と全体像の評価 ……………………………… 35

課題の抽出 …………………………………………… 37

課題の分析 …………………………………………… 38

セラピー仮説の立案 …………………………………… 43

アプローチの実施 ……………………………………… 43

効果の確認 …………………………………………… 47

Column クライエントの作業や生活史の情報収集の仕方 ……… 48

第4章 OPAT6における作業療法の流れ

① OPAT6を活用した作業療法の実際 …………… 54

はじめに ……………………………………………… 54

情報収集と全体像の評価 …………………………… 55

課題の抽出 …………………………………………… 57

課題の分析 …………………………………………… 61

セラピー仮説の立案 ………………………………… 63

アプローチの実施 …………………………………… 64

効果の確認 …………………………………………… 64

Column 作業療法ガイドラインとOPAT6 ………………… 68

第5章 回復期リハビリテーションの支援の考え方

① 回復期リハビリテーションにおけるOTの視点 ……… 72

回復期リハビリテーション病棟での作業療法 ………………… 72

② 回復期の時期と実行状況の課題 …………………… 74

回復期の作業療法は「自分の作業を取り戻す」療法 …………… 74

時期別の関わりの考え方 …………………………… 75

③ 各時期における支援の在り方 …………………… 77

前期：ADLレベルの作業遂行の支援 ……………………… 77

中期：役割再獲得のための作業遂行支援 ………………… 81

後期：退院支援のための作業遂行支援 …………………… 84

Column 退院後の生活を知る取り組み ……………………… 88

第6章　OPAT6 に基づく実践事例

① 排泄自立に向けて取り組んだ脊髄損傷の事例 ………… 92

要旨 ……………………………………………………………… 92

事例プロフィール ………………………………………………… 92

開始時の全体像：ICF …………………………………………… 93

リハビリテーション（チーム）目標 …………………………… 93

課題の抽出（生活・人生の課題） ……………………………… 94

課題の分析 ………………………………………………………… 95

セラピー仮説の立案 ……………………………………………… 96

経過 ………………………………………………………………… 97

結果（状況図による分析） ……………………………………… 98

考察 ………………………………………………………………… 98

② 主婦としての役割再獲得を目指した右片麻痺の事例 …… 100

要旨 ……………………………………………………………… 100

事例プロフィール ……………………………………………… 101

開始時の全体像：ICF ………………………………………… 101

リハビリテーション（チーム）目標 ………………………… 102

課題の抽出（生活・人生の課題） …………………………… 102

課題の分析 ……………………………………………………… 103

セラピー仮説の立案 …………………………………………… 104

経過 ……………………………………………………………… 105

結果（状況図による分析） …………………………………… 106

考察 ……………………………………………………………… 106

③ 患手の疼痛恐怖を克服し着替えが可能になった
　　橈骨遠位端骨折の事例 …………………………………………… 108

　　要旨 ……………………………………………………………………… 108

　　事例プロフィール …………………………………………………… 108

　　計画見直し時の全体像：ICF ……………………………………… 109

　　リハビリテーション目標 …………………………………………… 110

　　課題の抽出（生活・人生の課題） ………………………………… 110

　　課題の分析 …………………………………………………………… 111

　　セラピー仮説の立案 ………………………………………………… 112

　　経過 …………………………………………………………………… 114

　　結果（状況図による分析） ………………………………………… 114

　　考察 …………………………………………………………………… 115

④ 生活の自己管理に取り組んだ重度記憶障害の事例 … 117

　　要旨 …………………………………………………………………… 117

　　事例プロフィール …………………………………………………… 117

　　開始時の全体像：ICF ……………………………………………… 118

　　リハビリテーション（チーム）目標 ……………………………… 118

　　課題の抽出（生活・人生の課題） ………………………………… 119

　　課題の分析 …………………………………………………………… 119

　　セラピー仮説の立案 ………………………………………………… 120

　　経過 …………………………………………………………………… 122

　　結果（状況図による分析） ………………………………………… 122

　　考察 …………………………………………………………………… 122

⑤ 寝たきりになっても人生の最期まで楽しみを 得られた末期がんの事例 ……………………… 125

要旨……………………………………………………… 125

事例プロフィール ……………………………………… 126

開始時の全体像：ICF ………………………………… 127

チーム目標 ……………………………………………… 127

課題の抽出（生活・人生の課題） …………………… 128

課題の分析 ……………………………………………… 128

セラピー仮説の立案 …………………………………… 129

経過……………………………………………………… 130

結果（状況図による分析） …………………………… 131

考察……………………………………………………… 132

Column OPAT 6 と他の作業療法の理論やツールを併用すること‥ 134

付録

人生物語作成シート …………………………………… 138

状況図シート …………………………………………… 139

おわりに………………………………………………… 141

索引 ……………………………………………………… 143

用　語

OPAT6	作業遂行6因子分析ツール（Occupational Performance Analysis Tool with 6 Factors）の略称．クライエントの主体的な作業の実行状況に注目し，状況図によってその実行状況を可視化し，実行状況の望まれる変化を引き出すことを目指した作業療法のコンパクトなプロセスモデルである．
状況図	OPAT6で使用する，主体的な作業の実行状況と6因子の影響を視覚的に表す六角形の図である．この図はクライエントの作業の状態や参加の状態を表していると捉えることができる．
主体的な作業の実行状況（通称：実行状況）	クライエントにとって重要な（結び付きが強い／変化を引き出しやすい）作業に現状どの程度主体的に遂行しているかということであり，クライエントの参加の状況と関連が強い．
6因子	実行状況に影響を及ぼす〈健康状態〉〈心身機能〉〈活動〉〈環境〉〈認識〉〈情緒〉の6つの因子．
生活・人生の課題	クライエントのこれまでの作業や生活史から捉えられる，望まれる生活再編を進めるうえでの個別的な課題．
Key Factor	実行状況に最も影響を及ぼしている因子を指し，この因子を中心にアプローチを検討することで変化が引き出しやすいと仮説を立てる．
セラピー仮説	状況図における実行状況と各因子の影響から，実行状況の期待される変化を推測し，そのうえで作業療法目標と方針を決定し，クライエントへの関わり方やアプローチの検討を行うこと．
アプローチ	OPAT6に基づくアプローチには，4つの基本的アプローチと，2つのサブアプローチがある．基本的アプローチは実行状況の変化を引き出すための「作業遂行アプローチ」「学習アプローチ」「環境アプローチ」「心理的アプローチ」であり，サブアプローチは実行状況の基盤を整える「医学的・保健的アプローチ」「機能的アプローチ」である．

執筆者一覧

監 修

OPAT6 研究会

編 集

小林幸治　　　目白大学保健医療学部
坂田祥子　　　東京湾岸リハビリテーション病院

執 筆 （五十音順）

池田隼也　　　鵜飼リハビリテーション病院　　作業療法士
上野佳美　　　やわたメディカルセンター　　作業療法士
木村成男　　　一宮西病院　　作業療法士
小林幸治　　　目白大学保健医療学部　　作業療法士
坂田祥子　　　東京湾岸リハビリテーション病院　　作業療法士
清水裕勝　　　鵜飼リハビリテーション病院　　作業療法士
田平貴也　　　三九朗東リハビリテーション病院　　作業療法士
徳井大知　　　ソフィアメディ千種ステーション　　作業療法士
西田紘規　　　やわたメディカルセンター　　作業療法士
松林大成　　　国立長寿医療センター　　作業療法士
邨瀬卓哉　　　すまいる訪問看護リハビリステーション　　作業療法士

アドバイザー

森田秋子　　　鵜飼リハビリテーション病院　　言語聴覚士
後藤伸介　　　やわたメディカルセンター　　理学療法士
春原則子　　　目白大学保健医療学部　　言語聴覚士

第1章

作業療法の役割

第1章 作業療法の役割

1 クライエントの生活を彩る作業遂行の実現

> **Point**
> - ☑ 作業療法は,「クライエントの生活を彩る作業遂行の実現を支援するサービス」であり,個々のクライエントの課題に対応できる作業療法の専門性が示される必要があります.
> - ☑ OTには,主体的な作業の実行状況を改善することができるように,クライエントと共に作業療法を実践する役割があります.
> - ☑ OPAT6によって臨床思考過程を"見える化"できると,OTがクライエントをどのように捉え,作業療法をどのように展開しようとしているのかを説明しやすくなります.

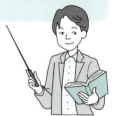

作業療法にできること

　生活は作業の連続によって成り立ち,人生は生活の連続によって紡がれます.疾病や外傷を負ったとしても,よりよい作業経験を重ねることで,その人の健康と幸福(well-being)を促進するために作業療法は貢献できます.

　障害をもった人のリハビリテーションとは,その人らしく望む生活・人生を送ることができるよう,その人とその人に関わるあらゆる人々や機関・組織が協力し合って行う活動です.そのなかで,作業療法は,その人の望む生活や人生がどんな作業によって満たされるのかを,クライエントと共に思い描くことから始め,リハビリテーションで何を目指すべきなのか具体的な提案をすることができます.

作業療法の実践の場で求められるもの

　現在のリハビリテーションの場は，医療・介護・福祉・保健のほか，労働など
に広がっていますが，OT は医療や介護の領域で働いている人が多いのが現状で
す[1]．

　医療では，急性期・回復期・慢性期・地域生活期と機能分化され，リハビリテー
ション医療の期間や提供量に制限が設定されています．

　急性期では，救命や病状の回復を目的とした治療が中心となり，入院期間は 2
週間程度に短縮されてきています．このようななかでは，作業療法においても医
学モデルによって心身機能・構造の回復を促す治療的アプローチによって結果を
示していかなければなりません．

　脳血管疾患または大腿骨頸部骨折などで急性期を脱しても，医学的・社会的・
心理的な支援が必要なクライエントは，回復期リハビリテーション病棟に引き継
がれます．ここでは，クライエントが心身共に回復した状態で自宅や社会へ復帰
できるよう多くの専門職種がチームを組んで集中的なリハビリテーションを実施
します．回復期リハビリテーション病棟では診療報酬制度によって疾患別に入院
期間の上限が定められており，患者の入院期間あたりの機能的自立度評価法
（FIM）の改善や重症度の改善，自宅復帰者の割合で成果が測られています．その
ため，早期の日常生活活動（ADL）の改善に重点が置かれがちになるかもしれま
せん．

　作業療法は，クライエントの目的や価値をもつ作業に焦点を当てた実践です．
その作業の遂行は，心身機能や ADL 等の動作能力に支えられてはいますが，ク
ライエントの心理面が軽視されたり，また，クライエントの役割を遂行するため
のアプローチが不十分となってしまっては作業療法の専門性が発揮されていると
はいえません．

　リハビリテーションを必要としているクライエントが抱える課題は，一人ひと
り異なり多様です．年齢が異なれば，体力や疾患からの回復力も異なるだけでな
く，ライフステージとして抱える生活・人生の課題が異なります．また，同じよ
うな病状であったとしても，その受け止め方や心理状態，そして，クライエント
ができなくて困っていることやできるようになりたいことも異なります．一概に
ADL の改善や重症度の改善だけでは測れないクライエントが必要としている改
善があります．もとより，真にリハビリテーションとは心身機能や ADL の改善
だけでは語れない異なる次元のものです．

　また，一方で急性期や回復期には疾病や機能障害の回復が最も期待される時期
であり，その回復過程には疾患ごとの特徴があります．医学的知識と治療的技術
をもった OT は，クライエントの状態の変化を捉え，予後予測をもとに関わるこ
とができます．安全に活動できるよう物的環境や人的環境を整え，クライエント

FIM：Functional
Independence
Measure

ADL：activities of
daily living

生活・人生の課題 ✎
クライエントのこれ
までの作業・生活史か
ら捉えられる，望まれ
る生活再編を進める
うえでの個別的な課
題．

クライエントの生活を彩る作業遂行の実現　　3

に適した活動方法を提案し定着できるよう働きかけることができます.

　医療機関からの退院先が自宅を含めてどこになるのかは重要なことです.退院先は,クライエントの生活の場であり,連続する人生を紡ぐ場です.リハビリテーションマネジメントとして,退院支援・地域移行支援・地域での自立支援のなかで,活動と参加や well-being を目指して作業療法の専門性を発揮することが求められています.

　作業療法は,「クライエントの生活を彩る作業遂行の実現を支援するサービス」であり,それゆえに,日常生活が展開されているさまざまな病期・場所・場面で提供される必要性があります.そして,それらを踏まえたうえで,個々のクライエントの要請に適切に応えられるようにサービスの幅と質を向上させていく努力が求められています.

作業療法の臨床現場における現状と課題

　近年,作業療法では上肢麻痺の回復アプローチ,高次脳機能障害・認知症へのアプローチ,自動車運転再開支援,就労支援等,さまざまな支援技術が発展し,支援局面が広がっています.このような状況は,OT にとってみると,多様な支援技術を身につけ提供することが求められることになります.充実した支援は必要ですが,支援技術が先行し,クライエントの課題をパッケージ化して画一的に対応してしまっていないか懸念されます.

　OT の有資格者数は 2024 年現在で 11 万 8,000 人を超えており[2],OT の臨床現場では経験の浅い OT が増えています.経験の浅い OT は,養成課程で形成された作業療法のアイデンティティーを実践のなかで統合し,作業療法の視点に基づき支援技術を高め,実践力を身につけていく必要があります.作業療法は「作業に焦点を当てた治療,指導,援助である.作業とは,対象となる人々にとって目的や価値を持つ生活行為を指す」と定義されています.作業に焦点を当てた実践を行うことは,OT の職業的同一性に関わり,専門性を基盤とした役割を遂行することの実現です.

　しかし,作業療法の実践の場では,作業療法の実践の形が見えにくいという声をよく聞きます.現場のなかで作業療法の役割が曖昧であると,経験の浅い OT にとって作業療法の習得すべき支援技術が見出しにくい状態となり,また,自ら作業療法の実践の体制を構築していく方法ももちえない可能性があります.このような状況に鑑みると,作業に焦点を当てた作業療法の実践の形が具体的に示される必要性が高いと考えられます.

クライエントの望む「参加」の実現

　わが国の医療の現場は，医学の進歩，高齢化の進行等に加えて，患者の社会的・心理的な観点および生活への十分な配慮も求められており，医療の質を高めるためにチーム医療の推進は必須です．チーム医療は，「医療に従事する多種多様な医療スタッフが，各々の高い専門性を前提に，目的と情報を共有し，業務を分担しつつも互いに連携・補完し合い，患者の状況に的確に対応した医療を提供すること」です[3]．そして，作業療法も多職種のなかで専門性を明確に示し，他職種に有益な情報を提供し連携の促進に貢献することが求められています．**その出発点は，多職種でクライエントの状況を的確に捉えることです．**

　多職種でクライエントの状況を捉える枠組みとして，わが国では多くの現場で国際生活機能分類（ICF）が用いられています．**ICF は，「人が生きることの全体像」を示す生活機能モデルです．** ICF は，「生活機能」の分類と，それに影響する「背景因子」である「環境因子」および「個人因子」と「健康状態」の相互作用モデルとして示されています．生活機能である「心身機能・身体構造」「活動」「参加」は，生物（生命），個人（生活），社会（人生）の3つのレベルに相応します[4]．「活動」は，あらゆる生活行為が含まれており，その実行状況「している活動」と能力「できる活動」の両者を明確に区別して捉えます．「活動」と「参加」は表裏一体の関係で，「参加」の具体像が「活動」の実行状況であることを示しています[4]．

　作業療法の実践の核となる作業は，ICF の「活動」であり，作業の実行状況が「参加」と考えられ，クライエントの「参加」は「主体的な作業の実行状況」として捉えることができます． この「主体的」とは，周りから強制されるのではなく，自らの意志で目的をもち行動することです．OT には，主体的な作業の実行状況を改善することができるようクライエントと共に作業療法を実践するという役割があります．

　そして，クライエントの「参加」の改善は，他職種との連携・協働によってさらに促進できるはずです．OT は，多職種の連携・協働も視野に入れ，クライエントの望む「参加」の実現を目指し提案に心がけるべきです．

「主体的な作業の実行状況」の改善

　作業療法は，参加である主体的な作業の実行状況の改善を目指します．ICF で考えると，「参加」は「健康状態」「心身機能・身体構造」「活動」「環境因子」「個人因子」と互いに影響し合う相互依存性があり，しかし，同時にすべてが他の要素からの影響で決まってしまうのではなく各要素それぞれ相対的独立性をもっています[4]．これは，例えば，健康状態や心身機能・身体構造が必ずしもよくならな

ICF : International Classification of Functioning, Disability and Health

クライエントの生活を彩る作業遂行の実現　5

くても，活動そして参加である作業の実行状況を改善できることの大きな根拠となります．

人の行動は，自分自身をどう認識しているかに影響されます．例えば，自己効力感はBanduraによって提唱された概念であり，ある結果を生み出すために必要な行動をどの程度うまく行うことができるのかという個人の確信のことです．自己効力感の高い人は，課題に対して積極的に取り組み，努力を維持させ，結果的に高い水準の遂行がなされ，逆に，自己効力感の低い人は，課題に取り組むことに消極的となります[5]．感情は，作業遂行に多くの影響を与えます[5]．また，作業遂行の過程で感情が喚起され表出されます．作業遂行の過程でどのような感情が喚起されているのかは，その行動をどう認識するか，行動の取り組みの状態に大きく影響を与える可能性があります．

作業遂行6因子分析ツール（OPAT6）は，ICFの枠組みを参考に，「主体的な作業の実行状況」を，〈健康状態〉，〈心身機能〉，〈活動〉と〈環境〉，そして，行動に直接的に影響する心理面である〈認識〉，〈情緒〉との関係で捉えることを加えて考案されました．作業療法では，「主体的な作業の実行状況」を阻害している要因は何か，その改善をどう図るかの治療戦略の立案が必要です．作業療法ではクライエントに特有の問題の解決を図るために，OTがどう働きかけるかを考えます．この意思決定を行う過程である臨床推論（クリニカルリーズニング）は，クライエントに特有の問題点を理解し，クライエント中心の作業療法を実施するための，作業療法の思考と認知，意思決定過程です．この過程には，OTの理論的知識を実践の場に適用し，適切な行動を起こす実際的な知識・技術を必要とします．**この過程をOPAT6によって"見える化"できると，OTがクライエントをどのように捉え，作業療法をどのように展開しようとしているのかを説明しやすくなります．**そのため，OPAT6はOTによる多職種連携への貢献やOT同士の議論・教育にも活用できるはずです．

このように，OPAT6はクライエントの「主体的な作業の実行状況」に焦点を当てることでクライエントの現状を捉え，治療戦略につなげることができる有効なツールです．

OPAT6：Occupational Performance Analysis Tool with 6 Factors

文　献

1) 日本作業療法士協会：2022年度 日本作業療法士協会会員統計資料．日本作業療法士協会誌138：16-31，2023．
2) 日本作業療法士協会：2024年7月1日現在の作業療法士．日本作業療法士協会誌149：40，2024．
3) 厚生労働省：チーム医療の推進について（チーム医療の推進に関する検討会 報告書）．平成22年3月19日．
4) 大川弥生：ICF（国際生活機能分類）―「生きることの全体像」についての「共通言語」―．第1回社会保障審議会統計分科会 生活機能分類専門委員会 参考資料3．
5) 簗瀬 誠：精神機能的理解．日本作業療法士協会・監，澤田雄二・編，作業療法学全書 改訂第3版 第2巻 基礎作業学．協同医書出版社，2009，pp.51-63．

第2章

作業療法の臨床の核を考える

第 2 章　作業療法の臨床の核を考える

1

作業療法を成り立たせているもの

Point

☑ 作業療法の哲学は，作業の人を癒す力を用いて，プラスを増大し，参加（生を楽しむや人生の再構築につながる）を目的とした，全人的療法を行うことです．そのなかで，OT は治療的自己を活用し，クライエントと協働的関係の構築を目指します．

☑ OT の実践に必要な能力は，①全体としての状況を捉える能力，②科学的根拠や現実的制約に基づいて判断できる能力，③クライエントの見方を取り入れる能力，④動機づけ過程を用いる能力，です．

☑ クライエント中心の作業療法の実践とは，クライエントが作業と結び付きやすくなるために，症状の安定を図ったり，機能向上や作業方法の工夫を図ったりする一方で，環境調整や，支援者への支援や，クライエントに提案や助言をして励ましながら作業を一緒に行うことです．

作業療法のルーツ

　作業療法は歴史を大切にしている独自のセラピーです．

　19 世紀のフランスで，当時は精神疾患に対する良薬もなく，患者は牢の中で手枷をはめられ，自由を奪われていましたが，看護士ピュッサンと精神科医ピネルが，人間的な扱いと作業によって患者が回復することを発見します．このエピソードは，作業療法のルーツとして世界中で知られています．19 世紀後半には，

産業革命での労働者の非人間的な扱いに対する人間性を見直す社会運動として，アーツアンドクラフツ運動が起こりました．こうしたルーツから，作業療法がクライエントの**精神性や人間性の回復**を重視してきたこと，**人権や平等思想を基盤にしていること**，が明らかです．

また，太平洋戦争前の日本では，結核は不治の病として知られていました．東京都清瀬市にある国立東京病院の敷地には，今も，結核患者が自炊して社会復帰を目指した建物が残っています．当時，結核が寛解した患者が社会復帰するために作業療法が行われていました．これは「社会的治癒」[1]とよばれました．**社会的存在として回復するための作業療法が必要とされたのです**．

現代に至る作業療法の歴史の流れのなかで，再び作業が見直されるようになりました．人を**作業的存在**とみることを主張した「作業行動理論」の生みの親であるライリーは，「人は精神と意志によって活気づけられた両手を使って活動することで，自らの健康に影響を与えることができる」という有名な言葉を残しています．

こうした作業療法の歴史をみて感じることは，作業療法は歴史に支えられた，とても**人間性の深いセラピー**であるということです．医療は日進月歩であり，医学的なリハビリテーションでは最新の知見を得ておく必要がありますが，一方で，ここで紹介した思想的基盤は今の作業療法にも生きており，私たちがこれからも継承していくべきものです．

作業療法の哲学

次に，作業療法の哲学に欠かせない考え方をいくつかみていきます．まず，先人たちの言葉から考えてみます．

作業療法の父とよばれる精神科医で著述家の W. ダントンは，「どんな人も身体的にも精神的にも**健康な作業を持たなくてはならない**．病んだ精神，病んだ身体，病んだ魂は**作業を通して癒される**」[2]と述べており，作業の治療的目的を示しています．

米国作業療法推進協会の初代会長で，自らが当事者だった G. バートンは，「傷を受けたり病気になったりすることは，人生の終わりを意味するものではない．**作業は意義深く目的を持った人生を再構築するために使うべきである**」[3]という言葉を残しています．彼は，Occupational Therapy と名付けた人ですが，その目的は当事者の人生の再構築にあるとしました．

精神科医であり，都立松沢病院で自ら作業療法を率先して行った加藤普佐次郎は，「作業療法は，あたかも切断者の義肢のごとく，**病者の欠陥を補い，力を引き出し，生を楽しむことを教えることのできる手段である**」[4]と述べています．

日本のリハビリテーション医学の第一人者である砂原茂一は，「作業療法は，理

作業療法を成り立たせているもの　9

学療法に比べて元々，**全人間的療法としての色合いを持ち，古くから主に慢性病の治療に用いられてきた**」[5]としており，病いではなく人を対象とすることを見抜いていました．

そして，さらに欠かせない考え方として，以下の4つの概念について説明します．

● **治療的自己の活用**
● **プラスの増大**
● **参加の可能化**
● **クライエント中心**

治療的自己の活用とは，セラピストの個人的特性や認識を，意図的に，計画的にセラピーのなかに活用することをいいます．この考え方は，作業療法のなかで伝統的に重要とされてきましたが，近年では，意識の高い共感をベースとして，OTとクライエントとの関係性や，クライエントの状態に合わせて，臨床モード（擁護する，感情移入する，協働する，励ます，問題解決する，先だって導く）を使い分けながら，クライエントの作業への従事をサポートする理論である意図的関係モデル（IRM）[6]に発展しています．

> IRM：Intentional Relationship Model

プラスの増大とは，クライエントの問題点としての障害に偏った，マイナスを減少させることばかりに焦点を当てるのではなく，**プラスの面の増大を主として，クライエントと協働決定した，最も望ましい参加を目的とすること**[7]をいいます．プラスの増大とは，潜在的な生活機能の発見，開発，増大と，プラスの環境を活用することを通じて進められます．

参加の可能化については，作業療法の目的は「日常の諸活動に人が参加できるようにすること」[8]と定義されています．参加は「人生のさまざまな状況に関与し，そこで役割を果たすこと」[7]であり，自分の生活の場で，自分の意思で，その人が生活や人生を送るために重要な作業と適切に結び付いている状態のことです．

クライエント中心については，クライエントについての専門家はクライエント自身であり，作業療法におけるクライエントとセラピストの関係では，クライエントとのパートナーシップや協働（collaboration）が必要である[9]とされています．なお，協働には，同じ目的や目標に対して，対等な立場で，一緒に協力するという意味（広辞苑）があります．

医学モデルではなく，社会モデルの立場で，問題がクライエント側にだけあるのではなく，私たちの課題としてクライエントと協働するならば，その過程で生じる変化は，クライエントだけではなく，OTにも生じ，また，両者の関係にも生じます．そのなかで，相互に影響を与え合うようになります．それは，クライエントを観察する，クライエントを評価する，といった一方向の関わりではありません．こうした協働的関係は，「**当事者との協働アプローチ**」[10]とよべるものになります．

医学モデルと社会モデル 🖋

医学モデルでは，障害を個人に由来する機能障害とみなすのに対し，社会モデルでは，障害は，機能障害を有する者と，それを取り巻く周りの態度や，社会的障壁との相互作用によって生じると捉える（障害者権利条約前文）．

以上から，作業療法の哲学として，

- ●**作業の人を癒す力を用いて，プラスを増大し，参加（生を楽しむや人生の再構築につながる）を目的とした，全人的療法である.**
- ●**そのなかで，OT は治療的自己を活用し，クライエントとの関係には「当事者との協働アプローチ」を用いるとよい.**

ということがいえるのではないでしょうか.

作業療法の教育

　世界の作業療法の教科書には，学生は状況に合わせる技能をもたないが，できる新人は実際状況の情報を取り入れるようになり，クライエントのストーリーを取り入れ始めると書かれています．そして，1 人の OT として仕事ができるようになる頃，OT は，クライエントと共通の地平を持とうとするようになり，経験者になると，さらに介入を決定するためにクライエントの理解やクライエントの視点を使うようになる[11]と書かれています.

　このOT の成長論から考えられるのは，OT の成長の柱として，①全体としての状況を捉える能力，②科学的根拠や現実的制約に基づいて判断できる能力，③クライエントの見方を取り入れる能力，④動機づけ過程を用いる能力，が必要であるということです.

　成人教育理論という，成人の特性を活かした教育では，**学習者の経験を活用した学習法が有効である**[12]とされています．事例検討による，発表者と参加者の相互の経験を活用した学習はその一例です．しかし，現場でよく行われている事例検討は，若手の発表に対して，経験者が不足を指摘するようなやり方になっていないでしょうか．そうした指導の場合，指摘を活かして改善するかどうかは若手次第になってしまいます．学習者の経験を促進するには，その人の**経験学習**に注目することが重要です.

　また，回復期リハビリテーション病院などの若手OT を対象とした教育では，臨床技能の指導だけでなく，**クライエントの情報収集や評価に基づいてセラピーに対する仮説を立ててプログラムを立案する能力**や，**実施したセラピーを振り返って修正する能力の指導**，すなわち，**現場での臨床推論の教育**が求められています．そのためには，**作業療法の実践スキルを見える化すること**が必要となります.

　筆者（小林）は，回復期リハビリテーション病院の若手OT に対して，リフレクション（振り返り）という教育方法を活用した臨床研修を行っています．**リフレクションは，経験→表出→書き出す→次の機会に使う，という流れで行います**[13]．まず，見学や解説のうえで経験したことを，講師が聞き役となり，学習者

作業療法を成り立たせているもの　11

である若手OTに気になった部分を表出してもらいます．講師がそれを解釈するコメントを行うことで学習者に理解深化が引き起こされます．それを書くリフレクションによって，自分の知識（持論化）にすることでもやもやを少し解消します．その持論を次の実践で応用し，自分のものにしていきます．

ここであげたのは臨床教育の方法のごく一例ですが，自立したセラピストになるための学び方は，今後の大きな課題となるでしょう．

クライエント中心の作業療法の実践

作業療法はクライエント中心のセラピーであることを先に述べました．クライエント中心の作業療法を捉えるには，**クライエントとOTと作業の関係**に着目します．

この三者の関係は，**セラピストであるOTが，クライエントと対人間的関係を築くことに取り組みながら，クライエントがより作業に従事できるように治療的戦略を用いるという関係**[14]です（図2-1）．この2つのことが両立する必要があるのです．**セラピーの中心はクライエントであり，クライエントの作業に対する姿勢**です．また，クライエントは作業に自らの意志を動かして取り組み，結び付きを作っていきます．

そこでOTが行うのは，**クライエントが作業と結び付きやすくなるために，健康状態（症状の安定を図る）や機能向上や作業方法の工夫・習熟を図る一方で，環境の調整や支援者を支援すること，そして，クライエントに提案や助言をしたり，励ましたりしながら，作業を一緒に行うことです．**

こうした作業療法を前に進めるためのクライエントとの協働的プロセスは次の流れになります[14]．

①OTはセラピーの振り返りを行う．

②OTはクライエントの作業や生活史に着目した厚い理解を行う．

③このクライエントが求める作業療法を検討する．

④クライエントと協働し作業療法の計画を立てて実践する．

また，作業に焦点を当てた実践を促進する3つの方法をあげます．

①目標はクライエントが選ぶ．

②作業と生活史の情報共有がチーム医療を推進する鍵となる．

③作業におけるスピリチュアリティに着目する．

これらについて，以下に説明します．

1）目標はクライエントが選ぶ

作業遂行の分析方法に**ダイナミック遂行分析**という方法があります．ダイナミック遂行分析は，**動機づけ→課題（作業）の知識→遂行能力**の順で分析していきます[15]．

スピリチュアリティ ✎

本文では，人の作業におけるスピリチュアリティについて述べているが，世界保健機関（WHO）では，スピリチュアリティを，身体的，精神的，社会的とともに，人の健康の1つとされている．人の独自性，精神性，霊性，その人を支えている核となるもの．

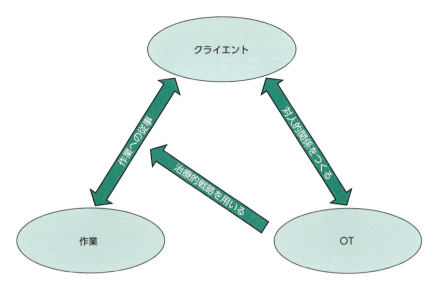

図 2-1　作業療法におけるクライエントと OT と作業の関係

　動機づけでは，クライエントができるようになりたい理由や目的を明らかにします．そして，それに基づいて，動機づける方法を検討します．例えば，部屋の掃除機掛けであれば，それができるようになるとクライエントにとってどんな利益があるか，という点に基づいて検討します．

　課題（作業）の知識では，クライエントが行いやすい課題の遂行の仕方について，実演してみせることなどで情報提供します．

　遂行能力では，クライエントに部分的に行ってもらいながら，誤りや問題を抽出し，その原因を推測して解決方法を分析します．

2）作業と生活史の情報共有がチーム医療を推進する鍵となる

　クライエントの作業と生活史の情報共有がチーム医療を推進する鍵となる[16]ことが示されています．そのために，OT がクライエントのそうした情報を人生物語として収集していること，そして，日頃から担当チーム内の関係性づくりを行ったうえで，特に入院初期から中期，そして退院前期に，具体的な成果を狙って情報共有することが有効となる[17]と考えられています．

3）作業におけるスピリチュアリティに着目する

　作業におけるスピリチュアリティとは，作業に垣間みられるクライエントの人生の意味[18]です．OT は，作業参加を通じてクライエントが人生の意味を経験できるように支援することを目指します．

　筆者（小林）は，がんターミナル期のクライエント宅に訪問した際，娘さんが「母をもう一度食卓まで連れて来て，ごはんを食べさせてあげたい」という言葉を聞きました．その言葉から，日々，クライエントが食卓の自席に着いて，家族の顔を見ながら食事をしてきた作業の意味を考えたのです．そして，クライエントとの座位保持練習で椅座位をとった際，娘さんや夫に本人の向かいに椅子を置い

人生物語

人生物語とは，単に，何歳のときに何を行っていた，というようなクライエントの事実に関する情報の集積ではなく，クライエントと聞き手となるセラピストによって，過去の出来事を意味づけ直す行為を含んでいる．そのため，クライエントから人生物語の聞き取りを行うことで，セラピストは，クライエントが，病気はしたが，私は私であり，私は何に価値をおいて生きてきて，今後はどう生きていきたい，という見通しがもてるようになることを目指すのである．

て座ってもらい，疑似的に食卓を再現しました[19].

● ● ●

ここでは，作業療法を成り立たせるものとして，作業療法のルーツ，作業療法の哲学，作業療法の教育，クライエント中心の作業療法の実践，について述べました．これらを，作業療法を実践する私たちの基盤と考えています．

文　献

1) 長崎重信（監），里村恵子（編）：作業療法学ゴールド・マスター・テキスト　作業療法学概論．第3版，メジカルビュー社，2021，pp.52-62.
2) 秋元波留夫，冨岡詔子（編著）：新作業療法の源流．三輪書店，1991，pp.303-312.
3) Barton GE：Teaching the Sick - A Manual of Occupational Therapy and Reeducation（1919）．Kessinger's Legacy Reprints.
4) 秋元波留夫，冨岡詔子（編著）：新作業療法の源流．三輪書店，1991，pp.171-206.
5) 砂原茂一：リハビリテーション．岩波新書，1980.
6) Taylor RR：The Intentional Relationship：Occupational Therapy and Use of Self. 2nd Edition, F. A. DAVIS, 2020.
7) 上田　敏，三井さよ：「生きるを支える」リハビリテーション　全人間的復権をめざして．日本看護協会出版会，2020.
8) 日本作業療法士協会：作業療法の定義（WFOT 2012）．https://www.jaot.or.jp/wfot/wfot_definition（参照 2024-08-20）
9) エリザベス・タウンゼント，ヘレン・ポラタイコ（編著），吉川ひろみ，吉野英子（監訳）：続・作業療法の視点　作業を通しての健康と公正．大学教育出版，2011.
10) 小林幸治：作業療法パートナーである当事者をエンパワーしよう　全ての作業療法で必要となる「当事者との協働アプローチ」．新潟県作業療法士会学術誌 11：3-16，2017.
11) 吉川ひろみ（編）：作業療法の話をしよう　作業の力に気づくための歴史・理論・実践．医学書院，2019，pp.88-118.
12) 三輪建二：わかりやすい省察的実践　実践・学び・研究をつなぐために．医学書院，2023.
13) 上條晴夫（編著）：リフレクションを学ぶ！リフレクションで学ぶ！．学事出版，2021.
14) 小林幸治：作業療法におけるクライエントと作業療法士と作業の関係．臨床作業療法 NOVA 17(4)：49-57, 2020.
15) ヘレン・ポラタイコ，アンジェラ・マンディッチ（著），塩津裕康，岩永竜一郎（監訳），古賀祥子（訳）：子どもの「できた！」を支援する CO-OP アプローチ　認知ストラテジーを用いた作業遂行の問題解決法．金子書房，2023.
16) 川口悠子，齋藤佑樹：作業選択意思決定支援ソフト（ADOC）の応用的使用により作業の共有と多職種連携が促進された事例．作業療法 38(6)：741-748, 2019.
17) 山田　唯，宮崎　翔，山本将也，小林幸治：当院回復期リハビリテーション病棟における患者の「個人史や作業に抱く価値」に関した情報活用の現状と課題．日本作業療法学会抄録集 57：1394, 2023.
18) Billock C：Chapter 24：Personal Values, Beliefs, and Spirituality. In Boyt Schell BA, Gillen G（eds），Willard and Spackman's Occupational Therapy 13th edition, Wolters Kluwer, Philadelphia, 2018, pp.310-318.
19) 小林幸治，門守公子：新型コロナで在宅看取りを選択した進行がん利用者に対する訪問リハの意義を考える．日本訪問リハビリテーション協会学術大会抄録集，2023.

第2章 作業療法の臨床の核を考える

2 OPAT6におけるクライエントの理解の仕方

> **Point**
> - ☑ OPAT6は作業療法対象者の作業遂行についての全体像を表しています．
> - ☑ OPAT6を使用してセラピー計画を立てて実行するには，クライエントの「生活・人生の課題」を抽出することが重要になります．
> - ☑ クライエントの理解では，本人の見方で理解すること，本人がそのときにどんなことを感じたのか，に注目したうえで，「人生物語の作成」を行うとよいです．

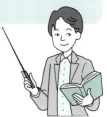

クライエントの生活や人生についての理解と「参加」の関連

OPAT6：Occupational Performance Analysis Tool with 6 Factors

ICF：International Classification of Functioning, Disability and Health

　OPAT6は作業に焦点を当てた実践のための実践モデルです．作業に焦点を当てた実践は，クライエントが自身の意味のある作業と再びつながり，その作業を主体的に行う経験（作業を通して自分を試す[1]経験）を通して，クライエントにとって望まれる変化を見出していくものです．

　さて，国際生活機能分類（ICF）は人の生活・人生の全体像を表すものですが，それに対し，**OPAT6は作業療法対象者の作業遂行についての全体像を表しています**．つまり，クライエントが今の自分の生活や人生を送るために必要な作業をどのように，どの程度実行できているかを表しています．「クライエントが今の自分の生活や人生を送るために必要な作業をどのように，どの程度実行できているか」をOPAT6では「**主体的な作業の実行状況**」とよびます．この作業の実行

状況は，その人の生活・人生の状態をよく表す考え方です．また，その人の活力（生きる力）や精神力の状態を表す考え方ともいえます．その意味で，クライエントが作業を行ううえでの促進因子となる環境や阻害因子となる環境の影響をみることに非常に意味があるのです．

さて，OTが介入計画を立てるにあたり，実行状況を分析するためには，クライエントへの面接や観察などによって**クライエントの生活・人生の在りよう**について理解を深め，**クライエントが過去に送ってきた生活・人生と照らしてみて，この人がより本来的に生活し生きるために必要な課題（生活・人生の課題）を抽出することが重要になります．**

ここで「参加」について少し説明しておきましょう．ICFを用いる際に，「参加」という生活機能レベルが人にとって最も大切な全体を包括するような概念だというイメージはもてても，非常に抽象的な考え方であり，実際の臨床に役立つのだろうか，と思ったことはないでしょうか．また，重度障害をもつクライエントの場合には「参加」が当てはまらないのではないだろうか，と思ったことはないでしょうか．しかし，リハビリテーションのアウトカム（成果）において，「参加」は非常に重要な概念であり，どんな人にも当てはまるものです．「参加」は社会参加のことだけではないのです．

参加は「人生のさまざまな状況に関与し，そこで役割を果たすこと」[2]です．これを作業療法に関連づけて考えると，参加とは**「本人にとって大切な作業への参加」**であることがわかります．たとえ一人暮らしで社会との接点が少ないようにみえる人であっても，自分の生活を自律的に送るために強い思いをもって洗濯を毎日行っている，ということも参加です．**参加は，自分の生活の場で，自分の意思で，その人の生活や人生を送るために重要な作業と結び付いていることを指すのです．**参加は，クライエントと作業の関係に非常に関連が深いです．

クライエントと作業についての理解

クライエントの理解とはクライエントと作業についての理解のことです．介入計画の立案を行うためには，まず面接・観察・評価によって「クライエントの生活・人生の在りよう」を理解することが必要となります．そのためには，クライエントの〈過去〉〈現在〉〈将来〉の人生物語について理解を深めていきます．

〈過去〉については，主にその人の生活史と，今の生活や人生に影響を与えている「重要な経験」について知るようにします．「作業的生活史」という概念があります．これは，この人はどのような作業と深く結び付いてきたのかということですが，作業的生活史が今に至っているその人をその人らしくしています．

〈現在〉については，主に現状に対する認識と，生活信条（生活や人生に対する向き合い方，あるいは本人を根本で支える考え方のこと）を知るようにします．

OTが出会うクライエントは，疾病や受傷や加齢等によって障害を経験していることが多いでしょう．そのため，クライエントが自身の障害経験をどのように捉えているかということも含まれてきます．

〈将来〉については，どのような生活や人生を送りたいと要望しているかを知るようにします．今までそうしたことをクライエントに聞いたことがなかったというOTも実は多いです．要望というのはあくまで現状の問題解決に対する要望だと思うかもしれません．しかし，目標設定を行い，それをクライエントと共有するというアプローチをとるのであれば，将来に対する要望を聞くための信頼関係を築くことが必要となります．

● ● ●

こうしたことを理解するために面接や観察や情報収集を行います．実際には，作業をしながら面接する（作業面接）方法を多く用います．あるいは，面接評価法といわれる評価法を用いて面接する場合もあります〔例：「作業に関する自己評価 改訂版（OSA Ⅱ）」〕．特にそういう評価法を用いずに，相手に面接の目的を伝えたうえで対話を行う場合もあります．

OSA：Occupational Self Assessment

また，クライエントが作業や生活行為を行う様子を観察し，その人の独自のやり方や反応をみることもあります．特に本人が言葉で語ることが少ない場合は，作業や生活行為の様子の観察の重要性がより高まります．

また，他職種が収集した情報も確認します．その際には，できるだけその情報を記載した人に直接確認して，他に聞いた内容がないかも確認します．電子カルテの記録だけでは，前後の文脈を誤解することもあるからです．

クライエントの理解では，本人の見方で理解すること，本人がそのときにどんなことを感じたのか，に注目することが大切です．ナラティブという生きた語り，生活や人生についての語りを物語として聞く（理解する）やり方です．これは「人生物語の作成」とよばれます．人生物語の作成とは，クライエントが語ったこと，家族が語ったこと，観察した内容などの情報を総動員して，セラピストがそのクライエントの人生についてのストーリーライン（物語の流れ）を自分の中に作ること[3]なのです．

文　献

1) 池田公平，笹田　哲：回復期リハビリテーション病棟における脳卒中片麻痺患者の主観的経験が作業に及ぼす影響．作業療法 39(4)：433-441，2020．
2) 上田　敏，三井さよ：「生きるを支える」リハビリテーション　全人間的な復権をめざして．日本看護協会出版会，2020．
3) 小林幸治：心理社会的援助メソッドの構成．作業療法ジャーナル 49(4)：327-336，2015．

OPAT 6におけるクライエントの理解の仕方　　　17

第 2 章　作業療法の臨床の核を考える

3

現場で専門職として必要とされるために

Point

☑ OPAT6 は，わが国のリハビリテーションの現場から生まれたプロセスモデル（作業療法の進め方や指針を示すモデル）であり，特に回復期や生活期の現場における課題の解決を目指しています．

☑ OT は，作業を行う能力に不安をもっている，あるいは，その能力を喪失した人を対象とするというスタンスに立つことで特性を示しやすいです．

☑ OT がクライエントの人生観や生活をクローズアップしてみてくれる職種であり，そこに専門性があるということが周知されるなら，間違いなくもっと必要とされるようになります．

専門職として臨床に理論やモデルを活用することで貢献できる

　理論やモデルとは，特定の領域における「構造化された知識」のことであり，プロフェッショナルとは，そうした専門知を用いて，クライエントの問題を解決することに貢献する人[1]とされます．そして，この構造化された知識を実践に応用したり，研究に用いたりすることで，さらに新たな知識を作り出すことができます．

　ドナルド・ショーンという米国の哲学者は，患者の 80〜85％において，患者の訴えは馴染みの診断や処置の範疇には入らず，良い医師はこれらの患者を理解す

18

る新たな方法を探索し，自分の立てた新たな仮説を検証することを考える[1]と述べています．

また，OT が作業療法の理論やモデルを学んで現場で応用することは，**専門職としてのアイデンティティーを形成する**ことにつながります．作業療法がよくわからない，作業療法を説明できないとすれば，**作業療法の理論やモデルとクライエントを行ったり来たりする**[2]必要があります．また，理論やモデルを現場や研究で活用することで，**OT としてのコンピテンシー**（優れた専門家がもつとされる実践スキル）を成長させることにもつながります．

OPAT6 は，**わが国のリハビリテーションの現場から生まれたプロセスモデル（作業療法の進め方や指針を示すモデル）**です．**特に回復期や生活期の現場における課題の解決を目指しています．**ぜひ，あなたのクライエントの作業遂行の状態を OPAT6 で捉えて，あなたの立案したセラピー仮説を実際に検証することに役立ててください．

リハビリテーションチームにおける OT の特性

1 つの専門職の特性を捉えるには，職種の領域（職種がカバーする領域），職種の専門性，職種の文化，クライエントの見方，の 4 つを考えることが役立ちます[3]．

OT の**職種の領域**は，他職種との境界が明確で，自領域の責任を果たすことにのみ注力される，といったものではありません．曖昧さを多くもっています．一方で，制度に自分たちの考え方も縛られてしまうと，非常に狭小化した役割認識しかもてません．

OT は，クライエントのために，**人と環境と作業の関係と，それと健康・幸福・人権の関係についての知識・技能**[4]を発揮する立場をとります．そして，身体領域・精神科領域・高齢期領域・小児期領域，あるいは医療現場か地域かという自分が所属する施設の領域の違いがあるとしても，**作業を行う能力に不安をもっている，あるいは，その能力を喪失した人を対象とする**[5]，というスタンスに立つことで OT の特性を出しやすいと思われます．

職種の専門性においては，OT はクライエント中心であり，**この人のために必要なことで私ができることは何かということを重視する「患者志向」**[3]が求められます．その一方で，それだけクライエントとの関係において葛藤を抱くことが多いのは確かです．その場合は，まず，クライエントと OT の双方が求めていることが何かを確認し，そのうえで，現実的条件や利用できる資源などの全体を見直すといいでしょう．そして，OPAT6 のようなクライエントの作業参加に関連するツールや評価を用いたり，書き出して文字化して整理したり，信頼できる OT に相談したりすると打開策がみえてきます．

職種の文化では，作業療法の理解者をみつけることが大切です．チーム医療を

現場で専門職として必要とされるために　19

促進するために，クライエントの今までの作業や生活史や要望に基づく支援を進める際に，成果を導く要因として，**直接ケアにあたっている人に共感してもらうことが回復期リハビリテーション病棟の入院初期でも退院前期でも最も大切だとわかってきました**[6]．**具体的な協働のなかでこそ，作業療法の必要性が理解されやすいのです**．

クライエントの見方では，クライエントの生活する場は他でもなく地域（コミュニティ）です．**コミュニティとは，家族や知人や地域の人とのつながりのなかで生活する場**[7]です．クライエントが地域で生活していれば何をしたいと望むだろうかといつも思い巡らすようにしましょう．

現場で専門職として必要とされるために

筆者（小林）は，他領域の研究者から**OT が本当に患者の人生観や生活をクローズアップしてみてくれる職種であり，そこに専門性があるということが周知されるなら，間違いなくもっと必要とされるようになると思う**，という話をされたことがあります．

そのために重要となるのは，クライエント中心の，作業に焦点を当てた実践であることは間違いないと思われます．

OPAT6 によって，OT はクライエントの作業や人生に関心を深め，対話によって関係性を築きやすくなります．そして，クライエントの主体的な作業の実行状況を変化させる支援に関する臨床思考過程や技能を高めることに本格的に取り組むようになっていきます．

教育哲学者のジョン・デューイは，「**靴がきついこと，どこがきついのか，それは履いている本人がいちばん知っている**」と言いました[8]．私たちは**クライエントが中心となって参加するセラピー**を展開します．それによって，クライエントは成長することができ，OT もまた，一歩成長し，問題解決に近づけるのです．

文　献

1) Schön DA（佐藤　学，秋田喜代美・訳）：専門家の知恵　反省的実践家は行為しながら考える．ゆみる出版，2001.
2) Taylor RR（山田　孝・監訳）：キールホフナーの人間作業モデル 改訂第5版．協同医書出版社，2019.
3) 細田満和子：「チーム医療」とは何か　患者・利用者本位のアプローチに向けて 第2版．日本看護協会出版会，2021.
4) エリザベス・タウンゼント，ヘレン・ポラタイコ（編著），吉川ひろみ，吉野英子（監訳）：続・作業療法の視点　作業を通しての健康と公正．大学教育出版，2011.
5) Ramsey R：Psychosocial aspects of occupational therapy. Am J Occup Ther 58：669-672, 2004.
6) 宮崎　翔，山田　唯，山本将也，小林幸治：回復期リハビリテーション病棟にて患者の「個人史や作業に抱く価値」の情報共有を図りチーム医療が推進される要因の質的分析．第58回日本作業療法学会抄録集，2024.
7) 中山和弘：これからのヘルスリテラシー　健康を決める力．講談社サイエンティフィク，2022.
8) 上野正道：ジョン・デューイ　民主主義と教育の哲学．岩波新書，2022.

第 3 章

作業遂行 6 因子分析ツール
（OPAT6）とは

第3章 作業遂行6因子分析ツール(OPAT6)とは

1

OPAT6の概要と特徴

> **Point**
> - ☑ OTは，クライエントの作業遂行の支援を通じ，家庭や地域や社会に参加することを支援する専門職として，クライエントの理解において，第一にその人の生活や人生をみる視点を基盤としています．
> - ☑ OPAT6では，クライエントが，主体的に作業を実行している状況（実行状況）を，6つの因子との関係で捉えます．そして，因子間の影響は矢印で図示し，実行状況を改善するための Key Factor を設定することで，方針立案までの流れが明確となります．
> - ☑ OPAT6は，主体的な作業の実行状況に焦点を当てること，認識や情緒など心理的側面を分析すること，可視化することで臨床思考の整理を行えることなどの特徴があります．

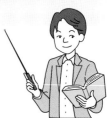

ADL：activities of daily living

IADL：instrumental activities of daily living

ICF：International Classification of Functioning, Disability and Health

MTDLP：Management Tool for Daily Life Performance

OPAT6の開発の背景

　私たちOTは，面接，机上検査，日常生活動作（ADL）・手段的日常生活動作（IADL）の実施状況の観察などの情報を収集して，国際生活機能分類（ICF），生活行為向上マネジメント（MTDLP）などの臨床的な枠組みを用いて分析し，クライエントの活動や参加の到達目標に関する仮説を立てたうえで，段階的なアプローチを実践しています．

　しかし，更衣や入浴というADLへの介入を考えるにあたり，動作として行えるか否かという活動の側面ばかりに注目しがちとなり，クライエントがその動作

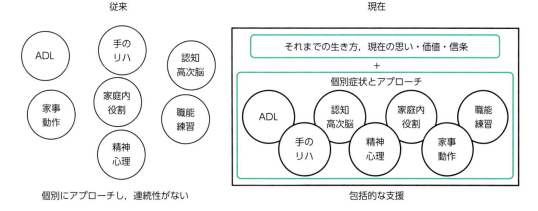

図 3-1　従来の固定的な見方と目指す OT の変化や可能性

に対して抱いている心理的な側面や，それまでの経験などの個人因子への配慮が欠けてしまうことがあります．

近年の作業療法は，機能障害を改善させることを通じて自立度を高めるという，従来の機能改善中心の考え方（＝医学モデルに基づく考え方）から，よりクライエントがもつ「その人らしさ」を活かした生活や参加の実現を求められるようになっています．

そのため，麻痺がある，認知機能が低下しているといった心身機能だけでなく，クライエントの生活史を踏まえた対応や，思い・価値・信条などからみた生活の質への介入が必要不可欠です．

また，さまざまな作業療法の理論やモデル，ツールが開発されているなかで，現実のクライエントを捉えるには抽象的過ぎると感じられたり，そのツールのねらいには共感できるものの臨床的なスピード感をもって使用することが難しいと感じられたりして，臨床現場への導入に躊躇することも多かったかもしれません．

そこで，私たちは臨床実践者の立場で議論を重ね，**何よりも臨床的な感覚に適う作業療法の実践ツール**を検討してきました．現在の作業療法の問題は何か．現場の作業療法をもっと元気にしたい．作業療法の専門性をわかりやすく伝えたい．それは，ADL 屋でもなく，手と足のリハビリのうち手のほうでもなく，**クライエントの作業遂行の支援を通じて家庭や地域社会に参加することを支援する専門職として，生活や人生をみる視点を大切にしたい**．そうした思いから，作業遂行 6 因子分析ツール（OPAT6）の開発に至りました（図 3-1）．

OPAT6 とはどんな臨床ツールなのか

OPAT6 は，クライエントの課題となっている主体的な作業の実行状況を，そ

生活史

生活史に類似した用語に生活歴がありますが，それは，これまでに経てきた学歴・職業歴等に関する履歴を時間の経過に沿って示すものです．それに対し，生活史はどのように生活様式の変化に応じてその人の人生を送ってきたかに注目した過程を示すものです．

思い・価値・信条

「思い」は，さまざまな文脈で使われますが，人が対象について，これこれだ，こうだ，こうなるだろうと心を働かせること（広辞苑）です．その際，こうしたい，こうありたいという願いだけでなく，なぜこうなのだろうという嘆きや心配が強い場合もあります．「価値」は，人がこれまでの過程のなかで獲得した，何が良い，正しい，重要という物事の見方です．「信条」は，人が重要だと強く捉えている考えやものの見方のことです．いずれも，人の動機づけや選択に強く関わる要素です．

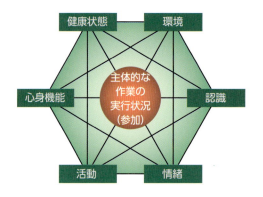

図 3-2 状況図

OPAT6 : Occupational Performance Analysis Tool with 6 Factors

れに関連する〈健康状態〉〈心身機能〉〈活動〉〈環境〉〈認識〉〈情緒〉という6つの因子から分析し，その状況を六角形の図で表現して視覚的に捉えやすくする臨床ツールです（図 3-2）．

また，因子間の作用を矢印で示し，主体的な作業の実行状況を改善するための鍵となる因子（これを Key Factor といいます）を決めることによって，最も変化させたい要因を明らかにし，作業療法計画の立案までを体系的に行うことが可能です．

OPAT6 の特徴

OPAT6 には，①「主体的な作業の実行状況」に焦点を当てた課題設定，②認識・情緒といった心理面を含めた分析，③「主体的な作業の実行状況」の図式化，④体系的な作業療法計画の立案，という4つの大きな特徴があります．

1）「主体的な作業の実行状況」に焦点を当てた課題設定

OPAT6 では，クライエントの課題を「主体的な作業の実行状況」に焦点を当ててみていきます．「主体的な作業の実行状況」とは，クライエントの生活・人生において課題となっている"作業"を実施するにあたり，実際の場面で主体的に遂行されている状況を示すものです（図 3-3）．

この実行状況のなかに，クライエントがどの程度，自分の能力を活用して，どのような思いで，実生活のなかで活動しているかの真実が表れていますので，その分析が重要となります．

2）認識・情緒といった心理面を含めた分析

OPAT6 の最大の特長は，ICF には含まれていない心理面を〈認識〉〈情緒〉として，他の因子と同等に重要な因子として位置づけていることにあります．

心理面の因子

心理面の因子とは，作業遂行の状況図を構成する6つの因子のうち〈認識〉と〈情緒〉のことです．6つの因子は，それぞれクライエントの主体的な作業の実行状況への影響や関連を示しますが，この2つの因子は，実行状況に関わるクライエントの〈認識〉や〈情緒〉の状況なのです．

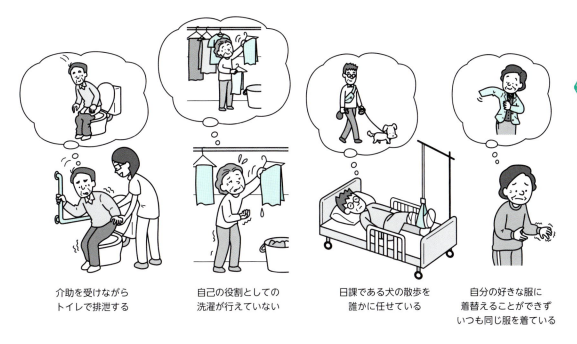

介助を受けながら　　自己の役割としての　　日課である犬の散歩を　　自分の好きな服に
トイレで排泄する　　　洗濯が行えていない　　誰かに任せている　　　着替えることができず
　　　　　　　　　　　　　　　　　　　　　　　　　　　　　　　　　いつも同じ服を着ている

図 3-3　さまざまな主体的な作業の実行状況

　OPAT6で使用する〈認識〉は主体的な作業の実行状況に対する思いや考えを指し，〈情緒〉は課題となる作業の実行時に観察されたクライエントの心理状態や情緒的反応を指します．作業療法では，クライエントの主体性とともに，**クライエントの「作業を行う意志」を捉えてアプローチにつなげる**ことが非常に大切となりますので，クライエントの作業の課題を考えるうえでは，この〈認識〉〈情緒〉は欠かせない因子となります．

3）「主体的な作業の実行状況」の図式化

　「主体的な作業の実行状況」を状況図で可視化することによって，クライエントの作業遂行に複雑に関わるさまざまな要因を全体像として捉えることができます．それによって，最も大きな影響を及ぼしている因子が何かを推定し，どのようにすると作業を遂行しやすくなるかを考えやすくなります．

4）体系的な作業療法計画の立案

　「主体的な作業の実行状況」に最も大きな影響を与えている因子をKey Factorとして考え，それを軸にアプローチ戦略を検討します．そうすることで，状況図による分析結果を，作業療法の計画を立てることに反映させています．このように，評価のための情報収集と分析からの解釈を作業療法計画につなげるという点で，この一連の流れを体系的に立案することができます（図3-4）．
　なお，ここで体系的な作業療法計画の立案といっているのは，各因子の評価情

可視化の特性

思考には，言語思考と視覚思考の2つのタイプがあります．前者は概念の理解に優れており，論理的に問題解決にたどり着こうとしますが，後者は物事の構築や組み立て，方向性を示すのに適しているとされます．また，前者は逐次思考（1つ1つ順番で考える）のに対し，後者は飛躍思考（過去に経験しながら考え，蓄積があれば，直観的にわかる）といわれます．OPAT6が作業遂行の状態を全体的に捉えるのに優れているのは視覚思考に基づくためです．

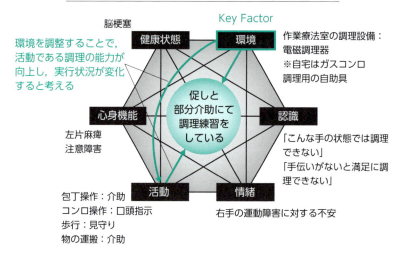

図 3-4 Key Factor の意義

報を，状況図で全体として実行状況との関係として示したうえで，セラピーでの中心的な関わりを Key Factor に置くことで，作業療法目標やアプローチも検討がしやすくなるという意味です．

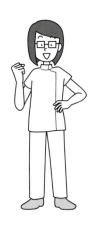

第3章 作業遂行6因子分析ツール（OPAT6）とは

2

主体的な作業の実行状況と6つの因子

Point

☑ 作業療法の目標は作業遂行の支援であり，OTはクライエントの主体的な作業の実行状況を捉えます．

☑ OPAT6では，主体的な作業の実行状況に対する6つの因子の影響に着目します．

☑ 6つの因子はそれぞれ独立しており並列関係にあります．ただ，これらには相互作用があるため，1つの因子が変化することで主体的な作業の実行状況が変化する場合もあります．

「主体的な作業の実行状況」を捉えることの意義

OTは，クライエントの生活・人生の課題に応じて環境を整え，その人の主体性を引き出し，活かし，クライエントができることやしたいことを具体的に知り，合意形成を行いながら，その人らしく生活することを，作業を通して支援することが大切です[1]．

したがって，作業療法の目標は，クライエントが主体的にその人らしく作業ができることであり，クライエントにとって目指すべき姿となります．その目標を達成するためにOTは，クライエントの作業場面である，現在の「主体的な作業の実行状況」を捉え，実行状況の改善を図ることが大切となります．OPAT6でクライエントの課題を「主体的な作業の実行状況」としてみる理由はここにあり

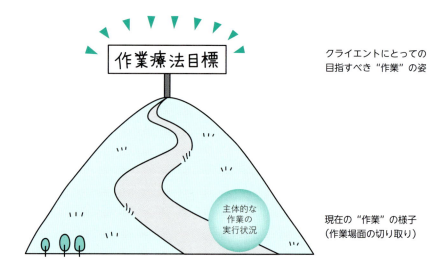

図 3-5 作業療法目標と主体的な作業の実行状況の関係
山の頂上にあるのが作業療法目標で，クライエントにとって目指すべき作業の姿です．山の麓にあるのが現在のクライエントの主体的な作業の実行状況です．OTは頂上を目指してアプローチをします．主体的な作業の実行状況は現在の作業場面の切り取りであるため，頂上に近づくにつれ，実行状況は変化していきます．

ます（図 3-5）．

「主体的な作業の実行状況」と6つの因子の関連

　OPAT6では，「主体的な作業の実行状況」に作用するものとして〈健康状態〉〈心身機能〉〈活動〉〈環境〉〈認識〉〈情緒〉の6つの因子を設定しています．クライエントの作業の遂行には，これらの因子が多様に作用し合っています．そこで，**これらの因子の状態を評価し，相互の影響を分析・解釈することによって，クライエントの実行状況を多角的に捉えることができます**（表 3-1）．
　〈健康状態〉は，疾病や受傷，全身状態，実施中の治療など健康に影響を与える因子であり，ICFの〈健康状態〉と同義です[2]．〈心身機能〉は，身体機能・精神機能や意識状態を含む身体構造の状態を示しており，ICFの〈心身機能・身体構造〉とほぼ同じ意味です[2]．〈活動〉は，活動や行為を行うための（最大の）能力です．ICFにおける「活動」は能力と実行状況を含んでいますが，OPAT6の〈活動〉は能力のみとなります．
　〈環境〉は，対象物，空間構造，支援と関係，サービス制度など作業を遂行するための環境のことです．〈認識〉は，課題となる作業の実行状況に対する考えや思い，満足度などです．〈情緒〉は，課題となる作業の実行時に観察されたクライエントの心理状態や情緒的反応です．〈認識〉はクライエントが意識して言葉などで表出されたものですが，〈情緒〉は無意識的に表出されることが多く，この両

> **Memo** 〈健康状態〉にも注意を向けていくことが大切
>
> OPAT6 の基礎研修会で，参加者の看護師から教わったことがあります．それまで，作業遂行の状況図の〈健康状態〉にはカルテにある診断名や合併症を書いているだけで，その影響をよく考えられていませんでした．当然のことながら，回復期であっても疾病や合併症が安定しているわけではなく，その状態はさまざまに変化し，それに対処しなければならないことを看護師から教えられました．病状が安定しているようにみえても，それは医師や看護師などの治療や看護のおかげで保てています．〈健康状態〉に診断名や合併症の名称を書くだけでなく，その状態や程度や行われている治療や看護にも注意を向けていくことが大切です．

表3-1　6因子の内容

6因子	内容
健康状態	疾病や健康の変調等
心身機能	精神機能，言語機能，感覚機能と痛み，関節可動域，筋力，運動制御，呼吸，循環，排泄，消化，代謝等の機能と構造
活動	学習や知識の応用，日常生活課題の遂行，コミュニケーション，運動や姿勢保持，セルフケア，家事，社会生活（公共交通機関の利用，対人関係，就労，地域生活等）の遂行スキル等
環境	対象物，空間構造，支援と関係，サービス制度などの作業を遂行するための環境
認識	自分の「主体的な作業の実行状況」に対する思いや考え，満足度等
情緒	課題となる作業の遂行時に観察されたクライエントの心理状態や情緒的反応

※ これらの因子には，作業の実行状況にプラスに働く促進因子と，マイナスに働く阻害因子がありますので，両者を区別して考えます．

者を複合的に捉え，クライエントの思いを推察することが重要です．

6つの因子の特性

OPAT6 で構成される 6 つの因子には，①独立しながらも相互に作用し影響を与え合うという「相互性」，②上下関係や包含関係などはなく，互いに並列関係であるという「並列性」，③ 1 つの因子の変化が他の因子に作用するという「連鎖性」の 3 つの特徴があります．

1）相互性

それぞれの因子は独立した因子ですが，相互に作用し影響を与え合う関係にあります．よって，6 つの因子が実行状況にどのように作用し合いながら影響を与

主体的な作業の実行状況と6つの因子

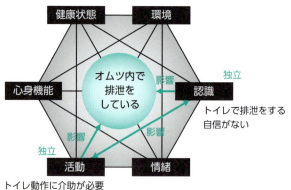

図 3-6　相互性

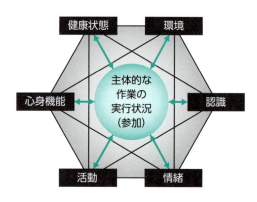

医学モデルでは「健康状態」から始まり「心身機能」「活動」を経て実行状況（参加）という順序で影響しています．

それぞれの因子が実行状況（参加）に影響を与える可能性があります．よって，OTはそれぞれの因子を包括的に捉える必要があります．

図 3-7　並列性

えているかを捉えていきます．例えば，トイレ動作に介助が必要〈活動〉，トイレで排泄をする自信がない〈認識〉，というのはそれぞれ独立した因子ですが，介助が必要という活動状態が，自信がないことに影響しています．また，主体的な作業の実行状況は「オムツ内で排泄をしている」となっており，それぞれ介助という状態，自信がないという状態が実行状況に影響していると考えることができます（図 3-6）．

2）並列性

医学モデルでは実行状況に対して〈健康状態〉〈心身機能〉〈活動〉の順で一方向に影響を与えていると考えられます．しかし，OPAT6で扱う6つの因子には上下関係や包含関係（一方が他方を内側に含める）などはなく，互いに並列関係にあります．したがって，どの因子も同等に実行状況に影響を与える可能性があります（図 3-7）．よって，OTはそれぞれの因子に対して多角的に影響度を想定

連鎖性：例1

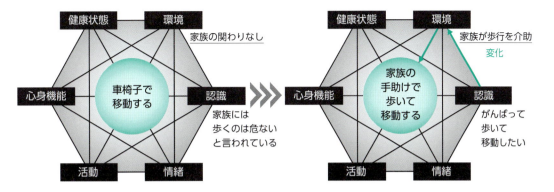

左の状況図では家族の関わりもなく，実行状況は「車椅子で移動する」となっていましたが，本人のがんばって歩きたいという認識を家族が知ったことで，家族が歩行を介助するという環境へ変化し，実行状況が「家族の手助けで歩いて移動する」となりました．

連鎖性：例2

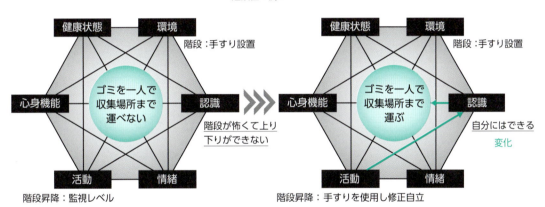

左の状況図では階段昇降が監視レベルであり，階段が怖くて上り下りできないという認識から「ゴミを一人で収集場所まで運べない」という実行状況でしたが，階段昇降が手すりを使用し修正自立になったことで，自分にはできるという認識へ変化し，実行状況が「ゴミを一人で収集場所まで運ぶ」となりました．

図3-8　連鎖性

し，作業の実行状況の問題点や改善可能性を総合的に考えることが大切です．

3) 連鎖性

それぞれの因子は互いに作用し合いながら実行状況に影響を与えているため，1つの因子の変化が他の因子に作用することもあり，それが連鎖的に実行状況に働くことがあります（図3-8）.

例えば，一人で歩くことは危ないため車椅子生活（作業の実行状況）を考えていた家族が，がんばって歩きたいというクライエントの思い（〈認識〉）を知ったことで，できる範囲で歩行を援助してもらえるようになる（〈環境〉）ことがあり

Memo 実行状況への医学的・機能的情報や能力の影響

作業遂行の状況図を使用するうえで，主体的な作業の実行状況に対する医学的情報〈健康状態〉，機能的情報〈心身機能〉，能力〈活動〉の影響を関連付けて捉えられるかどうかは，セラピー仮説を立てるために重要な部分となります．

しかし，これが重要なことを理解していても，電子カルテに書かれている情報などをそのまま書き写すだけでは，表面的にしか捉えられないでしょう．より深く捉えるには，クライエントがいろいろな生活行為を行っている場面を想像してみることをおすすめします．

例えば，バスに乗って通院するには，健康状態で気がかりな点は何か，心肺機能・筋骨格機能・認知機能・痛み・姿勢保持機能，歩行能力，屋外や店内など周囲の状況を判断して危険を避けたり，医師に相談したり，医師の指示や助言を聞いてそれを活かす能力等の影響を関連付けて捉える必要があります．前回の通院の様子も知っておく必要があるでしょう．

なお，〈健康状態〉〈心身機能〉〈活動〉はそれぞれ ICF[2] をみると，第1〜4分類の細項目に分類されています．これらの分類を手がかりにすると，漏れなく全般的に捉えられると感じるはずです．身体機能を例にとっても，運動に関わる部分しかみようとしていなかったことに気づくでしょう．

Memo 環境や心理面の情報収集のヒント

環境や心理面の情報収集を行い，クライエントが作業に従事する環境や主観的な経験に関する情報を捉える際のヒントを少し述べます．

環境には「人的環境」「物的環境」「社会的環境」の3種類があり，それらの環境は，作業遂行に対して促進的な作用を及ぼす場合と阻害的な作用を及ぼす場合があります．作業遂行を支援するうえで，OPAT6 において〈環境〉は非常に重要な因子です．

状況図の他の5つの因子はクライエントについての情報であるのに対して，環境はクライエントの外部であり周囲の状況です．そして，環境によって作業の行いやすさは全く異なり，環境によって生活の習慣がつくられます．環境についての情報収集の鉄則は，「実際に本人の立場で見て，話を聞いて，確かめる（できれば複数回）」ことです．逆に言えば，推測で判断してしまうと，時に相当に大きな誤った判断をしてしまうこともあります．

〈認識〉や〈情緒〉について知るための最もよい方法は，2つ以上の異なる作業を行っている様子を近くで観察し，記録することです．そして，作業をしながら話を聞く作業面接を行うことです．その際，家族や本人をよく知るスタッフから，本人が大切にしてきたことや考え方や感じ方について聞くことによっても，クライエントの作業遂行に対する心理面の理解が可能です．

ます.

　また,階段昇降に不安があったクライエントが,手すりの使い方の習得によってゴミ出しを行えるようになった,つまり,ゴミを安全に運ぶという能力の獲得(〈活動〉)によって,怖くなくなって(〈情緒〉),「自分にはできる」(〈認識〉)と思えるようになり,日常生活での遂行が変わっていくこともあります.

● ● ●

　以上のように,6つの因子の特性を理解し,作業遂行の分析に使っていくことで,クライエントの主体的な作業の実行状況をバランスよく捉えられるようになります.

文　献

1) 土井勝幸:作業療法士は作業を使わなくなったのか. 臨床作業療法 NOVA 17(4):11, 2020.
2) 世界保健機関(WHO):国際生活機能分類(ICF)—国際障害分類改訂版—. 障害者福祉研究会・編, 中央法規出版, 2002, pp.4, 11, 14.

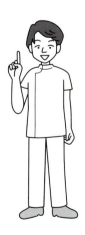

第3章 作業遂行6因子分析ツール（OPAT6）とは

3

OPAT6を用いた作業療法の展開

Point

- ☑ OPAT6 では，クライエントの課題を抽出し，状況図を作成することで，臨床推論を可視化しアプローチにつなげることができます．

- ☑ OPAT6 のアプローチには基本的アプローチとサブアプローチがあり，クライエントの課題に応じて，それぞれのアプローチを組み合わせて実施します．

- ☑ アプローチ後は結果の状況図を作成することで効果判定を行います．セラピー仮説通りの結果が得られた場合は次の課題へ移行し，結果が得られなかった場合は考察を行い再度分析します．

状況図とは

　OPAT6 は，クライエントの情報から課題を抽出して，状況図を用いて「主体的な作業の実行状況」を分析し，セラピー仮説の立案からアプローチを行い，「主体的な作業の実行状況」を改善させていくためのツールです．広辞苑では，「主体的」とは「活動や思考などをなす時，その主体となって働きかけるさま」と説明されています．これによれば，「主体的な作業の実行状況」とは，その人自身が自分の思いや認識によって作業の主体となり，対象に働きかけることです．OPAT6 は，クライエントが主体的に，その人にとって大切な作業に取り組むことによって，自分自身の生活や人生に参加することをサポートすることをねらいとしていま

す．それを感覚的でありながらも合理的に考え，効果的な作業を見出せるようにするものが OPAT6 です．

OPAT6 における状況図は，OT の臨床推論（クリニカルリーズニング）を視覚化する枠組みです．課題に関する推論は絶対的な正解があるわけではなく，状況図は，同じクライエントであっても，作成する人によって違いが生じる可能性があります．収集した情報（の解釈）や作成する人の経験や価値観によっても違いが生じてきますが，そのことを気にして難しく考え過ぎずに，その推論をもとに自分が考えた作業療法を実践し，その行った結果を評価しながら推論と療法計画を見直していくプロセスこそが重要です．

OPAT6 のプロセス

OPAT6 を用いた作業療法プロセスは，次のようになります（図 3-9）．
①情報収集と全体像の評価
②課題の抽出
③課題の分析
　●主体的な作業の実行状況の観察
　●関連因子の抽出
　●作用因子の推定
　● Key Factor の設定
④セラピー仮説の立案
⑤アプローチの実施
⑥効果の確認
　●再評価（主体的な作業の実行状況，関連因子，作用因子）
　●アプローチ効果の判定

情報収集と全体像の評価

1）クライエントの全体像

クライエントに関する情報は，ICF の生活機能モデルを用いると，その全体像を整理しやすくなります．「心身機能・身体構造」「活動」「参加」の生活機能因子，「健康状態」の疾病関連因子，「環境因子」「個人因子」の背景因子，のそれぞれについて，他職種からの情報も含めて，全体を理解することが重要です．

これらの ICF の因子は，OPAT6 の各因子とも対比しています．「参加」は，生活や人生への関わりであることから，「主体的な作業の実行状況」に近い意味合いがあり，クライエントの課題を考えるときの中心的なものとなります．

OPAT6 を用いた作業療法の展開　　35

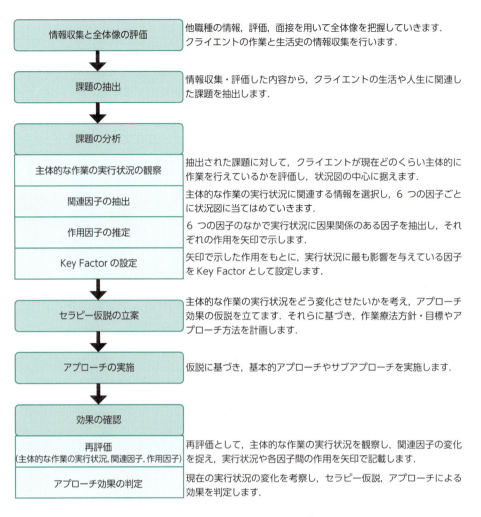

図 3-9　OPAT6 を用いた作業療法プロセス

　クライエントの全体像を捉えるにあたっての情報収集のポイントは、**他職種の情報を積極的に活用する**ことです。例えば、実際の生活の実行状況は、日常生活をみる機会が少ない OT だけでは把握しきれません。クライエントから聞き取った病棟生活の状況を鵜呑みにしてしまうと、事実と異なることがあります。もちろん、クライエントから直接聞き取ることも大切ですが、関連職種からできるだけ多面的で客観的な情報を集めることが重要です。関連職種と情報交換をすることで、自分が気づかなかった視点からの情報も得られます。

　ICF の構成要素のなかでも個人因子にある信条や価値観、生活スタイルなどは、クライエントの実行状況の背景にあるもので、その人の「目的や価値を持つ生活行為」[1] や生活史などから知ることができます。クライエントの健康や幸福をよくすることは、OT の専門職としての中心的な価値観であり、これらの情報は人の作業を記述する際には欠かせません。

目的や価値を持つ生活行為

日本作業療法士協会は、作業とは作業療法の対象となる人々にとって「目的や価値を持つ生活行為」を指す、としています。この目的や価値は、人々ができるようになりたいこと、できる必要があること、できることが期待されていること等、個別的なものです。

2）クライエントの作業と生活史

　クライエントの課題を抽出していくうえでも，作業と生活史の情報収集は重要です．ここでは，クライエントの「過去」「現在」「将来」について，クライエント本人への面接，観察や，家族などクライエントに近い存在の人々，または他職種から情報収集を行っていきます．

- ●過去：主にその人のこれまでの生活史と，今の生活や人生に影響を与えてきた「重要な経験」であり，クライエントがこれまで行ってきた作業や役割，生活習慣などの情報です．
- ●現在：主に現状に対する認識と，生活信条（生活や人生に対する向き合い方，あるいは本人を根本で支える考え方のこと）であり，普段考えていることや，作業療法への取り組みや自身の障害に対する思いなどの情報です．
- ●将来：どのような生活や人生を送りたいと要望・願望しているかであり，クライエントが予測する最良の生活像や，どのような生活や人生を送りたいと考えているかという情報です．

　これらの情報より，クライエントのこれまでの作業と生活史から望まれる生活再編の糸口を探っていきます．

　なお，生活歴（life history）と生活史（life story）は混同されやすいのですが，前者は客観的な経歴に近い意味で使われるのに対し，後者はクライエントがどのように生きてきたかの情報です．作業的生活史（occupational history）という言葉もありますが，その人がどのような作業と結び付き，どのように行ってきたかを知ることは重要です．ただ，これらの情報は入院中などの環境や作業療法開始時の状況ではすべてを集めることが難しい場合もあるため，作業療法を進めていくなかで徐々に情報を集め，クライエントの理解に努めていきます．

作業的生活史 🖋
作業歴ともいいます．クライエントの作業に焦点を当てた生活史や生活歴のことです．

課題の抽出

　前項で得た情報からクライエントの課題を抽出します．これらの課題抽出に重要なことは，OTが一方的にクライエントの課題を設定し，押し付けてはいけないことです．OTには，クライエントの生活習慣や役割を理解したうえで，クライエントの思いを引き出し，助言を与えることで，クライエントにとって意味や価値があり，自身が変化を望む作業遂行の課題を導くことが求められます．また，その課題が作業療法によって改善可能なものであることも必要です（表3-2）．

　ただ，これらの条件をすべて満たすためには，「クライエントの作業と生活史」の情報を十分に把握していないと難しく，入院して間もないクライエントに対しては困難です．まずは現在の入院生活のなかで集められる情報から生活（活動レベル）の課題抽出を行い，課題を改善しながら徐々にOTがクライエントの理解を深めるなかで人生（参加レベル）の課題抽出をしていき改善していくことも可

OPAT 6 を用いた作業療法の展開　　37

表 3-2　課題抽出のポイント

1	クライエントにとって価値が高い
2	クライエントの生活史と結び付きが強い
3	クライエントが変化を望んでいる

表 3-3　「主体的な作業の実行状況」の表記例

作業項目	実行状況の課題表記の例
調理	○　作業療法室で OT の一部介助で主菜を作っている
	×　一人で主菜を作ることができない
屋外歩行	○　屋外道路を 200 m の範囲で，痛みなく歩いている
	×　長距離の屋外歩行ができない
排泄	○　病棟トイレで車椅子の操作に一部指示を受けながら便器に移乗している
	×　便器移乗時に介助が必要である

能です．

課題の分析

　ここからは，クライエントから抽出された課題に対して，状況図を用いて分析していきます．

1）主体的な作業の実行状況の観察

　クライエントの課題となる作業場面を評価し，その状況を記載します．例えば，「自宅にて一人で入浴する」という課題に対して，現状は入浴に介助を要する状況が観察された場合，「主体的な作業の実行状況」は「看護師の介助を受けて入浴している」と捉えます．

　主体的な作業の実行状況を記載する際のポイントは，**クライエントを作業の主体として考えて書く**ことです．「～ができない」というネガティブな側面に着目した "問題点" として書くのではなく，**クライエントが取り組んでいる状況を中立的に表現する**ようにします．そのように捉えることで，ネガティブな側面に偏ることなく，クライエントのポジティブな側面や潜在的な能力を見出しやすくなります（表 3-3）．

　例えば，課題を「調理ができない」とすれば，それができるように "機能" や "能力" を上げることを中心に考えてしまいます．しかし，「介助を受けながら味噌汁を作っている」とすれば，それはクライエントが遂行している作業を表すことになり，何をどのように行っていて，何を変えることで作業を拡げていけそうかと考えやすくなります．

　ADL レベルの作業遂行であがることの多い病棟でのトイレ動作の自立につい

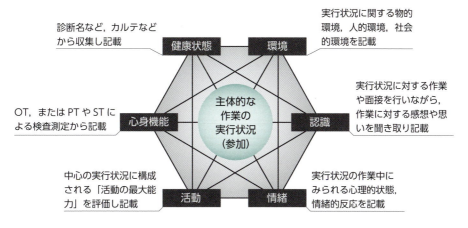

図 3-10 6 因子の抽出の仕方

ても,「トイレ移乗時にブレーキ・フットレスト操作を指差しで確認している」であれば,車椅子操作での忘れに対してクライエントがどのように対応しているのかが表現されていますが,「トイレ移乗時に車椅子ブレーキの操作忘れがある」では,できていない部分がクローズアップされ,クライエントの取り組み方をうまく示すことができません.

このように,「主体的な作業の実行状況」はクライエントを作業の主体として捉えることが大切で,OPAT6 の基軸となる考え方です.

2)関連因子の抽出

6つの因子ごとに,主体的な作業の実行状況に関連する情報を抽出します(図3-10).

状況図の左半分にある〈健康状態〉〈心身機能〉〈活動〉は,**クライエントの医学的あるいは機能レベルの状況についての情報**であり,OT による心身機能の評価や動作能力の評価に加え,医師や看護師による検査や観察の記録,心身機能の測定,基本動作や ADL などの能力評価の記録など他職種からの情報が有用なものとなります.

状況図の右半分にある〈環境〉〈認識〉〈情緒〉は,**クライエントが作業を遂行する際の環境や,作業の主観的な経験(思いや抱く感情)に関する情報**です.〈環境〉は人的環境・物的環境・社会的環境の情報,〈認識〉〈情緒〉は家族や知人,クライエントへの面接や行動の観察によって知ることができるものです.

これらの因子のなかでも〈健康状態〉〈心身機能〉〈活動〉〈環境〉といった因子は客観的な情報であるため比較的記載しやすいと思われますが,〈認識〉〈情緒〉についてはクライエントの主観的な要素を含むため,記載することに難しさを感じるかもしれません.クライエントと,目的となる作業を行いながら,あるいは面接を行いながら,作業に対する認識や感想,思い,また,それに付随する感情表象や変化等を評価することになります.これらは作業を通してのみ得られる情報であり,クライエントへの機能訓練にのみ没頭していては,これらの情報を得

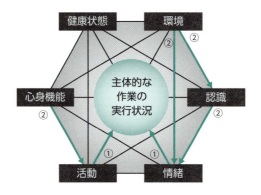

図 3-11　矢印の引き方

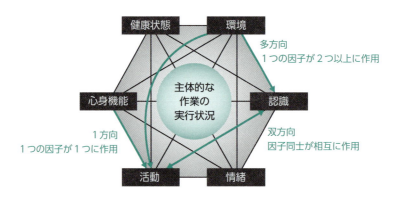

図 3-12　因子間の作用の種類

ることはできません.

3）作用因子の推定

　主体的な作業の実行状況に関連する因子を抽出した後は，それらの相互作用を推定します.

　まずは，①状況図の中央にある「主体的な作業の実行状況」に作用している因子を推定し，その因子から「主体的な作業の実行状況」に向けて矢印を引きます.この課題に対する直接作用は，1つの因子ではなく，複数の因子が作用している場合もあります（図 3-11）.

　「主体的な作業の実行状況」に直接作用する因子のほかに，②その因子に作用する因子もあります．これは「主体的な作業の実行状況」への間接作用を及ぼすものとなります.

　そして，矢印の方向には大きく3つの方向があります（図 3-12）.

◆ 1 方向

1つの因子が他の1つの因子に作用します.

　例：〈心身機能〉である「左片麻痺」という因子が，〈活動〉である「トイレ動作の軽介助状態」という因子に作用する（図 3-12）.

> **Memo** 状況図を作ることで見えてくるもの
>
> 　実際に状況図を作ってみると，今まで自分自身で気づかなかったクライエントの視点からの見方ができることに気づきます．また，今までの自分の視点が偏っていたことに気づいたり，問題の理由が見えてきたり，別の因子の影響に気づいたりすることもあります．これらも OPAT6 の特徴の 1 つです．例えば，次のような考えが出てきやすくなります．
> - この人の場合，意思疎通が難しいから不安という感情が出ていて，そのために離床したくないのかもしれない．
> - この人の場合，一人で行動できないという能力障害や環境の制限が抑うつ傾向を強めているかもしれない．
> - この人の場合，今，最も思っていることは何だろう．
> - この人の場合，どんな感情を抱いているのだろう．
> - この人の場合，健康状態（病気の進行，障害）についてどう考えているのだろう．
> - この人の場合，今は心身機能や活動に主に関わる時期だが，同時に作業への参加の準備段階であり，今後，クライエントの認識が変わっていくといいのだが…
>
> 　このように，OPAT6 は OT としての視野の広がりを促すツールといえます．状況図は，クライエントの作業的存在（occupational being）としての現在の状況を，簡潔に図示することを目指しています．そのため，各因子には短い情報を記載しますが，状況図を眺めていると，直接言語化されていない因子間や因子と実行状況との関係が見えてくることがあります．

作業的存在 🖊
作業を行う（doing）ことによって，現在の自分がどのような人か（being）が決まり，将来の自分が作られていくこと（becoming）をいいます．

◆多方向

1 つの因子が他の複数の因子に作用します．

　例：〈環境〉である「浴室の浴槽が深い」という因子が，〈活動〉である「浴槽のまたぎ動作に介助が必要」と，〈認識〉である「危ないので介助してほしい」という 2 つの因子に作用する（図 3-12）．

◆双方向

因子と因子が相互に作用し合っています．

　例：〈活動〉である「杖歩行での歩行スピードが遅く，また見守りが必要」という因子が，〈認識〉である「（歩くことは）ふらついて危ない」という因子に作用している．一方で，「危ない」という〈認識〉が「歩行スピードが遅い」という〈活動〉にも作用しており，双方向に影響し合っている（図 3-12）．

4）Key Factor の設定

Key Factor は，課題となる「主体的な作業の実行状況」に最も影響を与えている因子です．

　この Key Factor は，作業療法アプローチの主たる対象となり，それを基点と

> **Memo** 課題分析の視覚化の効果
>
> 　作業療法を行う際は，クライエントの全体像を把握し，そこにある因子の重要度や関連性を見出しながら介入を進めていきます．しかし，その情報の種類と量の多さや，情報と情報の関連性の複雑さから，クライエントの課題をうまく捉えることが難しいと感じることがあるでしょう．また，その作業の課題を他職種にうまく説明ができずに悩むこともあるかもしれません．
>
> 　状況図の作成において因子間の相互関係を矢印で描くことで，その因子の実行状況への影響を動的に示すことができます．また，矢印を引く作業は，ほぼ直観的に進めることができ，自分の考えを整理しやすくなります．この矢印を使った情報の整理が，作業療法らしさのある臨床推論となります．
>
> 　また，アプローチ戦略の基点となる Key Factor を設定することで，アプローチの方針や計画を系統立てて行いやすくなります．このように，OT自身が何を課題とし，それに対してどう考えたのかを視覚的に整理できると，クライエントや他職種にも説明がしやすくなります．

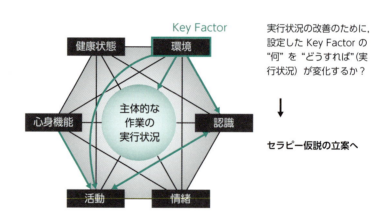

図 3-13　Key Factor の設定からセラピー仮説の立案へ

して各種アプローチが組み立てられ，具体的な作業療法計画が立案されていきます（図 3-13）．

　一般的にクライエントの問題はいくつもの因子にわたって存在しているために，そのすべての問題に対して作業療法を行うべきと考えてしまうかもしれませんが，それらの優先度を考えずに行うことは効果的ではありません．それは課題改善効果が小さい因子へのアプローチと，効果が大きい因子へのアプローチを同等に実施することは，アプローチの効果を全体として縮減させることになるからです．また，因子を特定してアプローチを行うことは，その結果をもって効果判

定が可能となり，アプローチの対象因子の見直しが根拠をもって行えるようになります．Key Factor の設定に悩むかもしれませんが，それが適切であったかは，アプローチの結果によってのみわかります．

セラピー仮説の立案

セラピー仮説の立案とは，OT 自身が「作業の実行状況」をどう変化させたいかを考え，作業療法の方針を立てることや，期待される効果の仮説を立てて目標やアプローチを計画していくことです（図 3-13）．仮説の立案においては，作業の実行状況の改善とともに，心身機能や活動などへの波及効果も期待し得るかを検討します．

介入の主な対象は Key Factor となりますが，それ以外の因子についても介入によって作業の実行状況によい効果を及ぼすと考えられれば副次的なアプローチを立案します．また，主要な課題に直接アプローチするのではなく，そこに向けて他の作業遂行を間に挟んで，段階的に主要課題に近づけていくことが有効な場合もあるでしょう．このように，セラピー仮説はクライエントによって多様なものがありますので，さまざまな可能性を想定しながら立案することが重要です．

立案したセラピー仮説とアプローチは共同意思決定（SDM）の考えに基づき，クライエントに説明し同意を得たうえで作業療法を実施していく必要があります．

SDM：Shared
Decision Making

アプローチの実施

作業療法をはじめとするリハビリテーションのアプローチには，その目的や対象によってさまざまなものがありますが，状況図によって立案されたセラピー仮説では次のようなアプローチが想定されます．

基本的アプローチ（作業遂行アプローチ・学習アプローチ・環境アプローチ・心理的アプローチ）と，**サブアプローチ（医学的・保健的アプローチ・機能的アプローチ）**があり，クライエントの課題に応じてそれぞれのアプローチを組み合わせて実施します（表 3-4）．作業療法は，作業に焦点を当てた治療・指導・援助であり，心身機能の回復や維持，低下の予防といった治療的関わりのほかに，作業の習熟や環境への働きかけがあるとされていますが，これらのアプローチを一体的に行うことで，効果的な作業療法を行うことができます．

例えば，学習アプローチは，クライエントと OT が活動の方法を一緒に考えながら練習し，それを生活で実行できるよう支援することが大切ですが，そのためには環境アプローチや心理的アプローチを併せて行うことも検討していくことが

表 3-4　基本的アプローチとサブアプローチ

	種類	概要	介入時のポイント
基本的アプローチ	作業遂行アプローチ	作業の方法を検討し，実際の環境で続けられるように，他のアプローチで取り組んだ内容を関連づけ，クライエントにできるという自分自身のイメージを高めるようにする	●クライエントが主体的にしたい作業を展開し，OTは常に支援者の姿勢をとる ●クライエントのできるという認識の変化を捉えて，実行状況を調整する ●クライエントの最近の状況や，過去の問題解決の仕方や経験，周囲の人がどのくらい支持的であるか，などに関連する文脈を捉える
	学習アプローチ	クライエントの運動能力や認知能力に応じた難易度の活動課題に対して適宜フィードバックを与えながら練習を行い，活動を行うために必要なスキルの向上を図る	●実施するにあたり，クライエントに十分な動機づけが必要 ●成功体験を与えることが大切であり，心理的な報酬となるだけではなく，行動を強化することにもつながる ●結果に対して，良い部分と不十分な部分を両方伝える ●課題の難易度を少し努力すれば達成可能な程度から導入する ●環境アプローチと組み合わせると有効に働きやすい
	環境アプローチ	作業的環境を調整する	●環境の調整は，うまく行く場合は非常に効果を発揮するが，そうでない場合にはクライエントや周囲の支援者に混乱を招くことも多い ●他職種や関わる人との事前相談や綿密な準備が必要 ●特に看護師・介護士には，OTが病棟で実践している姿を見学してもらうことが有効とされる
	心理的アプローチ	クライエント自身が作業療法やその他の療法，治療，入院中であれば退院準備などへの動機づけを行う	●クライエントの心理状態に惑わされずに，OT自身が情緒的になりすぎない ●クライエントにとってこの支援者は味方，あの支援者は嫌い，といった関係にならないよう，一人でクライエントを抱え込まないように注意する ●クライエントの訴えだけを鵜呑みにせず，実際の行動からみえる心理にも留意する ●クライエントの認識や情緒は，置かれている環境の影響を踏まえながら対応する
サブアプローチ	医学的・保健的アプローチ	クライエントの健康管理や疼痛緩和，ストレス軽減や疾病予防などに関するもの	●医師や看護師と連携し，クライエントの健康状態の情報は常に把握しておく ●医学的処置や薬剤などの目的・作用を理解し，活動への影響を考慮する ●健康状態は〈情緒〉にも大きく影響することを知っておく ●疾病などによって生じている一次的な症状と，二次的な心身機能の障害は区別して捉える
	機能的アプローチ	運動機能や認知機能を含む心身機能に対するもの	●心身機能の検査・測定に基づき計画・実施する ●機能的アプローチは，クライエントの生活行為の向上に志向するものでなければならない ●各職種の専門性を理解し，最も効果的なアプローチになるよう適切な役割分担をする ●重度の活動制限があるクライエントには，障害の重度化予防への介入も忘れない

重要です．それによって，クライエントは何のための練習（目的）であるかを理解し，クライエントにとっての必要性を認識して動機づけられます．

OT自身が作業療法はOTが行う受動的治療と考え，機能的に改善すれば生活能力が向上すると思ってしまっている場合は，学習アプローチさえも効果的なものにならないかもしれません．そして，クライエントの主体性の低下を招いてしまうこともあるでしょう．

1）基本的アプローチ

基本的アプローチは，実行状況の変化を引き出すための作業療法の特性を活かすことができるアプローチです．これらをみると，作業療法の特性は治療よりも作業それ自体へのアプローチや教育的・学習的要素が強いこと，環境調整の重要性，そして，心理的アプローチは常に関わってくることがわかります．

◆作業遂行アプローチ

作業遂行アプローチは，OPAT6のあげているアプローチのなかで，中心的で最も重要なアプローチです．他のアプローチは実行状況に強く影響するKey Factorなどの因子に向けたアプローチですが，作業遂行アプローチだけは実行状況そのものに対するアプローチです．作業の方法を検討し，実際の環境で続けられるように，他のアプローチで取り組んだ内容を関連づけ，クライエントにできるという自分自身のイメージを高めるようにします．

◆学習アプローチ

学習アプローチは，クライエントの運動能力や認知能力に応じた難易度の活動課題に対して適宜フィードバックを与えながら練習を行い，活動を行うために必要なスキルの向上を図ります．運動学習に関する理論に基づき，工程の多い活動の場合は，部分練習を効果的に行うようにします．また，クライエントが活動を行う様子を動画に撮って視覚的フィードバックを行う方法もよく用いられます．

◆環境アプローチ

対象とする作業が行いやすい環境を作業的環境といいます．環境アプローチは，作業的環境を調整することです．環境には人的環境，物的環境，社会的環境があり，実行状況に環境が促進的な影響を与えるように調整します．

例えば，人的環境では，病棟でトイレ動作の介助方法が未統一だったことに対し，介助方法の統一を図った，物的環境では，自宅内で使用する車椅子を小回りの利く機種に変更し，移動しやすくした，社会的環境では，地域交流サークルのメンバーに活動場所の公民館まで車に乗せて連れていってもらえる仲間を依頼した，などです．

◆心理的アプローチ

心理的アプローチでは，クライエント自身が作業療法やその他の療法，治療，入院中であれば退院準備などへの動機づけを行います．この動機づけには，課題を始めるようにOTが励ますなどの言葉かけを行うことのほかに，クライエントに他者が動作練習やリハビリテーションを行っている様子を見てもらう，OTが

運動能力と認知能力
学習アプローチは活動を行うために必要なスキル向上を図るアプローチですが，そのための主なスキルが運動能力と認知能力です．運動能力は身体各部位を効率的に動かすことで自分や対象物を動かす動作を組み立てます．認知能力は知覚した情報を統合し解釈して行為することに役立ちます．

運動学習
運動学習はクライエントが作業遂行を通して運動技能を獲得する過程[2]とされます．目的に適した作業遂行のためには運動学習が大切です．

部分練習
課題全体を練習する全体練習に対して，課題を個々の運動や工程に分けてそれぞれ別々に練習することを部分練習といいます．複雑な課題の場合，部分練習が有効ですが，その後には全体練習を行う必要があります．

作業的環境
作業的環境とは，作業がしやすくなる環境の質のことです．例えば，親しみや楽しさがあり，作業を行ううえで適切な支援があり，柔軟にその作業を行う機会が得られるなら，作業的環境の質が高いといえます．

クライエントと他者が交流できる場を設定する，クライエントの考えを傾聴し考えを肯定したりすることなども含まれます．

これらの内容を OT が実施してもクライエントが前向きな考えになれない場合は，受容的態度でクライエントに寄り添い，クライエントの自己回復力や自立心が生まれやすい状況をつくることも必要です．

基本的に，すべての作業療法の場面に心理的アプローチは必要となりますが，**本人の意志が非常に傷ついている場合や，意欲が低い場合には，とりわけ重要**となります．

2）サブアプローチ

サブアプローチは，**医学的・保健的アプローチ**と**機能的アプローチ**の 2 つがあります．これらは実行状況を直接改善させるものではなく，**その基盤を整える**ものであると考えます．これらのアプローチは，それぞれの問題に対する専門的治療や看護，作業療法をはじめとする，理学療法や言語聴覚療法などの各種療法等によって行われるため，他職種との連携や協働が重要となってきます．

因子との関係では，医学的・保健的アプローチは〈健康状態〉に対するアプローチであり，機能的アプローチは〈心身機能〉に対するアプローチです．

◆医学的・保健的アプローチ

医学的・保健的アプローチは，**クライエントの健康管理や疼痛緩和，ストレス軽減や疾病予防などに関する**ものです．これらは医師や看護師などによって行われることが多く，それらの職種との連携が重要です．

呼吸器疾患のクライエントは，安静時の酸素飽和度が正常であったとしても，活動時にやや呼吸困難となることがあり，酸素療法の実施について医師に相談しなければならないことがあります．また，何となく元気がないクライエントは，栄養状態に問題がないかを管理栄養士などに相談しなければならないかもしれません．

疾病や健康状態の変調は，日常生活に大きな影響があり，それらに対するアプローチの必要性について OT も考えていくことが必要です．

◆機能的アプローチ

機能的アプローチは，**運動機能や認知機能を含む心身機能に対する**ものです．

運動機能に対しては，筋力，感覚，関節可動域，運動制御機構などが関与しており，その異常や低下に対して機能的療法が行われます．認知機能に対しては，神経心理学的な療法や行動療法などが行われます．身体構造の障害があれば，骨関節などの手術や補装具の使用が検討されます．

● ● ●

実際のリハビリテーションにおいては，1 つのアプローチしか行われないということはなく，複数のアプローチを組み合わせながら多職種で協働しています．また，クライエントの状態や状況の変化に応じて，アプローチも柔軟かつ迅速に見直さなければなりません．それゆえに，さまざまなアプローチをクライエント

の課題に志向して適切に組み立て，それが効果的に実施されるよう**マネジメント**することが重要です．

効果の確認

アプローチを行った結果について，状況図を描いて再評価し，効果を確認していきます．

1）再評価（主体的な作業の実行状況，関連因子，作用因子）

アプローチ後の主体的な作業の実行状況を観察し，状況図の中心に据えます．次に，関連因子がどのように変化したかを捉え，変化したものは因子ごとに記載します．最後に，課題の分析の際に「作用因子の推定」で行ったときと同様に，主体的な作業の実行状況へ影響している因子から，実行状況へ向けて矢印を引き，その後，各因子間で影響しているものを矢印で示していきます．

2）アプローチ効果の判定

アプローチを行った結果，現在の状況図がセラピー仮説通りの変化を及ぼすことができたのかを確認します．その際に「変化させたいと考えた実行状況に変化したか」「アプローチによって Key Factor を含めた各因子が仮説通りに変化したか」などの視点で確認することが必要です．

● ● ●

セラピー仮説通りに実行状況や各因子の変化を及ぼすことができた場合は目標達成とし，必要があれば次の課題に移ります．変化を及ぼせなかった場合は「なぜ変化できなかったか」の考察を行い，その考察をもとに，課題の分析の工程へ戻り，「作用因子の推定」や「Key Factor の設定」を見直し，セラピー仮説とアプローチを再考します．

効果を確認するタイミングについて特に決まりはありませんが，クライエントの心身機能や活動，環境の変化が生じるごとに見直しを検討しなければなりません．経験が少ない OT は，クライエントの小さな変化に気づきにくいかもしれませんが，回復期であれば少なくとも 2 週間に 1 回以上の見直しを行うことを推奨します．

文 献

1) 日本作業療法士協会：作業療法の定義．2018 年 5 月 26 日．https://www.jaot.or.jp/about/definition（参照 2024-06-10）
2) 塩津裕康：第 1 章-3 運動学習．小林隆司・編：PT・OT ビジュアルテキスト 身体障害作業療法学 1 骨関節・神経疾患編．羊土社，2019，pp.35-47．

Column コラム

クライエントの作業や生活史の情報収集の仕方

　OPAT6 に基づいて作業療法を進めるには，クライエントの作業遂行に関する理解を深めていく必要があります．そのため，クライエントのこれまでの作業や生活史について情報収集をすることが求められます．

目　的

　OPAT6 において，クライエントのこれまでの作業や生活史についての情報を収集する目的は，主に次の3つがあります．

①作業的存在としてのクライエントを理解する．

②クライエントの「生活・人生の課題」を見出すことに役立てる．

③クライエントが変化を望んでいる作業遂行を知り，主体的な作業の実行状況の設定につなげる．

①は，クライエントと作業の関係を知ることです．

　人は誰しも，作業を行う（doing）ことで生活や人生を営み，それによって現在の自分がどのような人か（being）が決まり，将来の自分がつくられていきます（becoming）．こうした人の捉え方を作業的存在（occupational being）といいます．作業的存在としてのクライエントを理解することは，そのクライエントがどのような理由で特定の作業と結び付き，作業遂行によってどんな経験をして，それがクライエントにどんな影響を及ぼしているかを理解することです．

②は，状況図を用いて主体的な作業の実行状況の分析を行う目的に関わることです．

　状況図を作成するなかで，主体的な作業の実行状況を設定し，それを分析するのは何の目的で行うのかというと，それはクライエントの「生活・人生の課題」を解決するためなのです．

　ここで，作業と生活史の情報収集と，生活・人生の課題の関連性を具体例で示します．

　ある高齢男性のクライエントの作業と生活史の情報収集のなかから，クライエントが妻と一緒に苦労してパン屋を開業し，二人で営んで生活してきたことが明らかとなりました．クライエントとしては，お客さんに喜んでもらうことがやりがいであり，妻と共にもう一度お店をやりたいと願っています．それらの情報から，OT は，クライエントの「生活・人生の課題」を「もう一度夫婦でパン屋をやりたい．そのためにお店に立ちたい」ということではないかと見出しました．

　クライエントの生活・人生の課題を見出すには，その人の作業と生活史に関する情報を繰り返し聞き取り，その人がどのように生きてきたかを物語として理解することが必要です．そのためには，上記の例でいうと，例えば，なぜパン屋を開業しようとしたのか，パンを作るときに大切にしていたことは何か，パン屋の仕事をしていて印象に残っているエピソードは何か，といったことに着目する必要があります．

③は，クライエントにとって作業ニーズの優先度が高い具体的な作業を知ることです．

作業ニーズの優先度が高い作業とは，クライエントの生活や人生にとって意味や価値があり，作業遂行の変化が望まれる作業です．

先ほどの例でいうと，「お店の仕事のなかで自分ができそうな作業は自分でしたい」ことを実行状況に設定して状況図で分析を行いました．

方　法

次に，クライエントの作業や生活史の情報収集を行うための方法として，作業療法実践の枠組み（Occupational Therapy Practice Framework：OTPF）作業プロフィールと，人生物語作成シートの2つの方法を紹介します．

前者は，クライエントと作業の関係において，クライエント独自の特性や目標，そして作業遂行の特徴について漏れなく情報が収集できます．後者は，先述した目的の②で触れたように，クライエントがどのように生きてきたかを物語として理解するために使用できます．それぞれがもつ特徴に基づいて選択するといいでしょう．

OTPF は，米国作業療法士協会（American Occupational Therapy Association：AOTA）が開発した作業療法の概念的実践モデルであり，作業に焦点を当てた作業療法サービスの指針（進め方）を示しています．OTPF は作業プロフィールというフォームを出しており，これはクライエントの作業的生活史，経験，日常生活のパターン，興味，価値，作業ニーズ，環境について記載するものです．これらの情報は，面接や作業のなかでの自然な会話で収集します．記入例は AOTA ウェブサイトから成人と小児や精神科の例[1]をみることができます．

作業プロフィールには，クライエントの特性と作業遂行の特徴に焦点を当てた情報収集がしやすい特徴があります．そのため，OPAT6 でのクライエントの作業や生活史の情報収集に適しています．

表に，作業プロフィールの項目を示すとともに，ある高齢女性のクライエントの作業プロフィールを示します．

なお，同じクライエントで作業プロフィールと人生物語作成シートの例を示しました．比較してみると違いがわかるのではないでしょうか．

次に，図の人生物語作成シートは，脳血管障害者への心理社会的援助メソッド（Psychosocial Support Method for the Stroke survivors：PSMS）の臨床シートの1つとして開発されました[2]．PSMS はクライエントの主観的経験に基づいて，クライエントと協働する作業療法計画を立案して実行する方法論です．そのために，クライエントの厚い理解を行う目的で人生物語作成シートを作成します．厚い理解とは，クライエントの人生に思いを寄せて，1つ1つの情報をつなぎ合わせ，どのような人生を送ってきた人かを捉えることです．

このシートを作成するには，本人の語り，重要な他者の語り，他職種から得た情報などを総動員します．どのくらいストーリーに厚みをもたせるといいかは，セラピストがクライエントのことを共感的に理解できる（何に価値や楽しみをおいてきた人生だったかを知る）ことを目指す，となります．

表　作業プロフィール（編者訳）と記入例

作業プロフィール		
クライエント特性	クライエントが作業との結び付きに関連したサービスや支援を求めている理由	自分のことが自分でできること．家事を娘と分担してできるようになること．
	どのような作業で成功を実感しやすく，何がその弊害となっているか	料理や洗濯の模擬練習で自信をもてた．一方，長時間の立位や運搬や移動を伴う作業で痛みや疲労を生じる．
	作業的生活史	若いときから家事は何でもこなした．子育て，親や夫の介護，地域活動にも積極的だった．
	個人的な価値や興味	趣味は多く，料理，編み物などの手芸，娘や友人との旅行，地域の交流会，小学生の孫．
文脈	環境（支持的環境と阻害的環境）	娘が協力的で，近所の人や友人のサポートが得られる．自宅に段差が多く，住環境の整備は特にされていない．
遂行のパターン	個人的特性 （年齢，性的志向，人種，文化，社会的背景，教育，生活様式）	70 歳代前半，女性． 地域のつながりを重視する文化． 高校を卒業し，20 歳代前半で結婚． 娘と二人暮らし．
	遂行のパターン （習慣，日課，役割，宗教的儀式）	毎日掃除や洗濯をし，生活空間を清潔に保っていた．食事の準備は娘と分担していた． 近所の集会所での集いで，係も担当し，よく出席していた． ご先祖様や夫のお墓参りは欠かさない．
クライエント要素	価値，信条，スピリチュアリティ	家族を大切にし，同居の娘のことを気にかけている． 近所付き合いを大切にし，声をかけ合い，お互い様という考えを大切にしている．
	心身機能の状況	脊髄炎による両下肢不全麻痺．しびれと痛みが残っている． リハビリ室では両松葉杖で歩行しているが，病室では車椅子を自走している．
クライエントの目標	クライエントが優先するもの，クライエントにとって望ましい結果 （作業遂行，予防，健康と幸福，QOL，参加）	入浴を含めた ADL と家事（掃除・洗濯・食事の準備）の自立． 近所まで歩けること． 今後，大きな病気にかからないこと． 地域の友人と話すことが楽しみである．

図 人生物語作成シート（付録 p.138 参照）

人生物語は，第1部の過去の生活，第2部の現在の生活，第3部の将来の生活，から構成されます．第1部〜第3部それぞれに示された項目について，情報収集を行っていきます．ただし，第3部の将来の生活は，本人の思いや願いだけでなく，セラピストがクライエントに今後どんな生活・人生を送るようになってほしいと考えるかという視点から，予測される最良の今後の生活像を描き出します．そのため，そこに安易にリミットをかけず，可能性を追求することが大切です．

なお，この人生物語作成シートの作成には，情報収集に2日〜2,3週間，記載に20〜60分かかったという調査[3]があります．

また，OTがこのシート作成前にはクライエントの退院後生活で行う作業数を4項目しかあげていなかったが，シートで収集した情報を退院後生活での役割支援に反映させた結果，作業数が10項目に増加し，事例の作業参加の拡大につながったという事例報告[4]があります．

OPAT6のなかで人生物語作成シートを活用すると，クライエントの厚い理解が可能となり，どのような人生を送ってきて，今後どのような人生を送っていきたい人なのかを知ることにつながります．そのため，クライエントの生活・人生の課題を見出しやすいのです．

先ほどの高齢女性のクライエントの人生物語の概略を示してみましょう．

第1部の過去では，最初に，生い立ち，幼少期，青年時代，兄弟や両親との物語が書かれました．兄弟の多い家族で，幼いときから妹弟の面倒をみて家事の手伝いをしました．20歳代前半で父に勧められるままに見合い結婚をして，子育てをして，その後，母に先立たれた父のために実家に家事を

しに通いました．子どもが小学校に上がると，家計を助けるためにパートに出ました．そして，子どもが結婚した後，一人暮らしとなりましたが，その後，離婚した娘と二人暮らしになりました．近所の人に畑で作った野菜を配り，隣家の一人暮らしの女性におかずを持っていくなどしていました．

　第2部の現在は，足はいつ治るのかと思うと落ち込んでしまうようです．歩けるようになったら遠くまで行かなくても庭で花を育てるくらいしたいと思っていますが，無理だったら娘に頼るしかないとも思っています．ただ，こうした不安や悩みを普段はスタッフや他人に打ち明けることなく，気丈にふるまっています．病室では，自分より高齢で口数の少ない他患によく声をかけて励ましています．

　第3部の将来については，娘に自分が重荷にならないようにしたいと考えています．また，母親，祖母としての役割でできることをみつけたいと思っています．退院後に通う予定の通所リハビリテーションでも知り合いができ，自宅では家事や編み物をして，孫が来たときに手作りの料理を作りたいと思っています．また，今後，近所の集会所まで歩いていけるようになり，地域の人々との交流を再開したいと思っています．

　このシートでは，第1部から第3部までの人生物語を作成したうえで，支援方針の検討を行います．このクライエントは，母親や祖母の役割と地域交流に復帰し，する必要がある家事と手芸や地域交流等の楽しみや張り合いとしている作業を行いたいと考えています（どのような人として生きていきたいのか）．作業の方法の工夫の相談に応じること（クライエントへの関わり方），入院中にそれらの作業を試してみる機会をもち，住みやすい環境に調整すること（作業選択や機会選択）等を提供するとよいのではないか，という支援方針が考えられます．

　　　●　　　●　　　●

　冒頭にあげた3つのクライエントの作業や生活史の情報収集の目的を理解することができたのではないでしょうか．

　そして，同一のクライエントを通して作業プロフィールと人生物語作成シートの例を示しましたが，前者ではクライエントの作業に関する情報を漏れなく検討できている印象があるのではないでしょうか．それに対し，後者では作業的存在としてのクライエントを過去・現在・将来へとどのような人として生きていきたいのかという視点で捉え，それに沿った支援方針を検討できると感じたのではないでしょうか．

　もちろん，作業プロフィールや人生物語作成シートはそれ自体としても使用できるツールですが，OPAT6での作業遂行の分析に関連付けることで，作業を焦点にした実践のためのセラピー仮説につなげることが可能となります．

文　献

1) American Occupational Therapy Association：AOTA's occupational profile template. https://www.aota.org/practice/practice-essentials/documentation/improve-your-documentation-with-aotas-updated-occupational-profile-template（accessed 2024-8-20）
2) 小林幸治：心理社会的援助メソッドの構成．作業療法ジャーナル 49（4）：327-336, 2015.
3) 小林幸治，宮崎　翔，堂用安津子，山田　唯，山本皓太：脳血管障害者の人生物語の理解を深めることは臨床にどう影響するのか　人生物語作成シートを記載する際に用いている語句の傾向．日本作業療法学会抄録集 55：473, 2021.
4) 大口香子，青木　健，小林幸治：心理社会的援助メソッドを用いて OT が対象者の母としての家事の重要性を捉え直し作業療法へ反映させた症例．日本作業療法学会抄録集 51：541, 2017.

第 **4** 章

OPAT6における作業療法の流れ

第4章 OPAT6における作業療法の流れ

1 OPAT6を活用した作業療法の実際

Point

- ☑ 70歳代の女性で，発症後1か月の脳梗塞，左片麻痺の事例を通して，OPAT6を用いた作業療法の流れについて解説します．
- ☑ 事例は，課題となっていた調理活動の練習を行ってはいますが，「こんな手の状態では調理はできない」との思いから消極的態度がみられ，主体的には練習が行われていませんでした．
- ☑ 調理器具などの〈環境〉をKey Factorと考え，事例の生活史を踏まえた調整を行い，調理活動の練習を行いました．
- ☑ 事例の能力や思いに合わせた練習環境としたことで，調理動作の向上が認められたとともに，それが〈情緒〉や〈認識〉にも作用し，調理活動の練習を主体的かつ意欲的に実行することにつなげることができました．

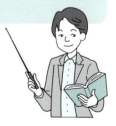

OPAT6：Occupational Performance Analysis Tool with 6 Factors

はじめに

　前章では，OPAT6の概要や特徴，またOPAT6を用いた作業療法プロセスについて説明しました．本章では，実際の回復期の事例を通して，OPAT6を用いた作業療法の実際の進め方を示し，その流れをイメージできるようにしています（図4-1）．事例は次のとおりです．

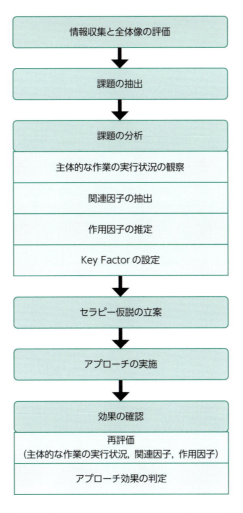

図4-1 OPAT6を用いた作業療法の流れ

> **事例**
> Aさん．70歳代前半の女性．病名は脳梗塞．左片麻痺（中大脳動脈還流領域）であり，発症後，救急病院での治療を終え，発症1か月後にリハビリテーションを目的に回復期リハビリテーション病棟に転院となった．既往歴，合併症は特にない．

情報収集と全体像の評価

1）Aさんの全体像

　Aさんの全体像をICFで整理します（図4-2）．「参加」「活動」「心身機能・身体構造」「健康状態」の情報は，OT自らの評価や他職種の情報から把握していき

ICF：International Classification of Functioning, Disability and Health

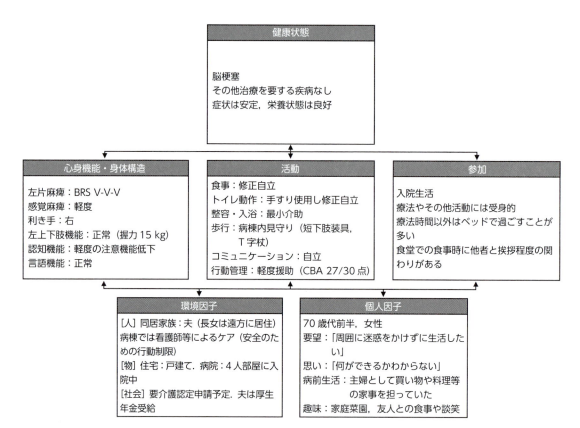

図 4-2　A さんの生活機能と生活史の概要

BRS：Brunnstrom Recovery Stage

CBA：Cognitive-related Behavioral Assessment

認知関連行動アセスメント（CBA）

行動観察から認知能力を評価し，クライエントの支援につなげるツール．意識・感情・注意・記憶・判断・病識を5段階で評価する．合計30点満点で，点数が高いほど認知能力も高いことを示している．

ますが，初めからすべての情報を網羅的に把握しようとすると，かえってクライエントの全体像の要点が掴めなくなってしまいます．

まずは，チームで立てた目標に関わる活動を観察し，それに関連した情報を重点的に把握するようにしましょう．その後で，課題の原因となっていそうな因子の評価を行うようにするとクライエントの課題が整理しやすくなります．

2）A さんの作業と生活史

生活史の情報収集では，クライエントが過去に行ってきた作業や今までの生活史，現状に対する認識や生活信条，将来への要望を知ることに努めます．これらを A さんと次のような会話を通して情報収集を行いました．

OT：旦那さんとご結婚はいつごろにされたのですか．
A さん：20歳過ぎに結婚したのですが，家庭をもつのは本当に大変でした．
OT：そうなのですね．今と昔では生活もだいぶ違いますし，いろいろと大変だったのでしょうね．どういう生活を送っていらしたのですか．
A さん：そうねぇ．主人は若いときから仕事一筋で家事や育児はすべて私が行っていました．
OT：家事や子育てを一手に引き受けるのは大変でしたね．

Aさん：家事も育児も確かに大変だったけれど，私が家族にできることだから，ちゃんとやりたいと思って，手を抜かずにがんばってきました．料理なんかは下手だったけど，家族みんなの喜ぶ顔が見たくて，いつも試行錯誤していたの．

OT：なるほど．では，Aさんが入院して，ご主人は今，家事に苦労しているかもしれませんね．

Aさん：そうね．私も昔は家事が苦手だったけど，主人はもっと苦手だったからね．でも，何とかやっているみたいです．

　このような会話から，Aさんについて「ADLが自立していた70歳代の主婦」という捉え方から，「苦手だった家事を家族のためにがんばってきた家族思いの人」のように，OTによる**クライエントの理解**が深まっていきます．そして，Aさんにとっての家事は，若いときからたくさんがんばってきて苦労した一方で，家族のためにしっかりと手を抜かずに取り組んできた大切な作業だと捉えられます．Aさんとの会話の続きをみていきましょう．

OT：では，Aさん自身は退院後にどんな生活を送っていきたいですか．

Aさん：基本は，自分のことは自分でできるようになりたいと思っています．一緒に住む夫や遠くに住む娘にも迷惑や心配をかけられませんから．

OT：わかりました．先ほどお話しされていた，家事についてはいかがですか．

Aさん：そうですね．前のようにできればいいけれど，左手も動かしづらいし．こんな状況じゃできないわね．

　このような会話から，将来は「家族に迷惑をかけず，自分のことは自分でできるようになりたい」「家事も以前のように行えたら」という願望がある一方，現在の状況は「左手が動かしづらく家事はできない」という認識であることがわかりました．

　このように，クライエントの生活や人生について，作業を中心に紐解いていくことで理解が深まり，これらの情報をもとにAさんの課題を設定し，「主体的な作業の実行状況」へ展開していきます．

課題の抽出

1）Aさんの願いや思い

　Aさんは当初「何ができるかわからない」という漠然とした思いがあるなか，OTとの会話のなかで"家事"を以前のように行えたらとの願望が表出されました．そして，"家事"という作業のなかでも，特に重要と考えている家事が何か，Aさんの場合は"調理"であったことが窺えます．よって，Aさんは「調理を今ま

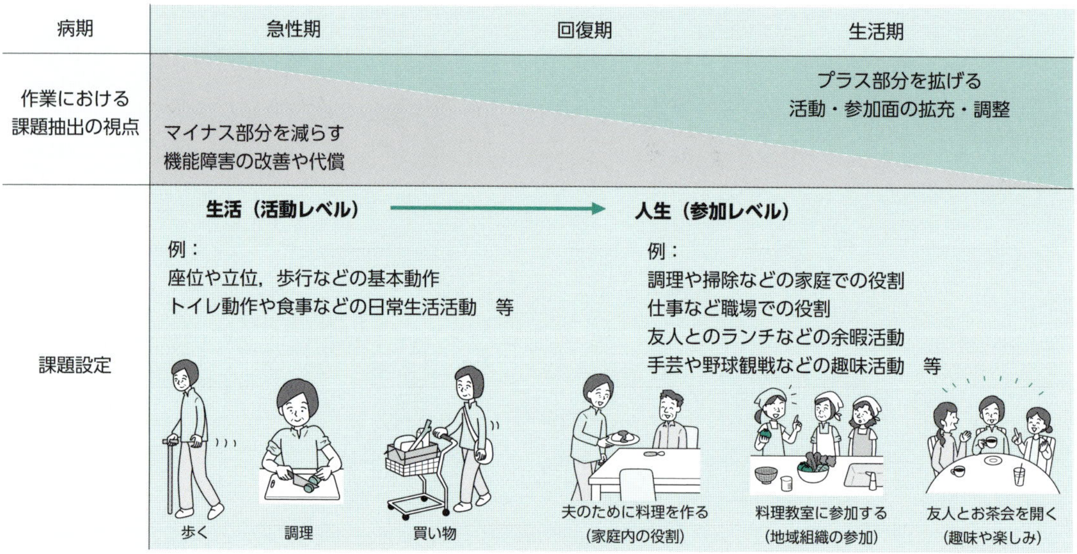

病期	急性期	回復期	生活期
作業における課題抽出の視点	マイナス部分を減らす 機能障害の改善や代償		プラス部分を拡げる 活動・参加面の拡充・調整

生活（活動レベル） ➡ **人生（参加レベル）**

例：
座位や立位，歩行などの基本動作
トイレ動作や食事などの日常生活活動　等

例：
調理や掃除などの家庭での役割
仕事など職場での役割
友人とのランチなどの余暇活動
手芸や野球観戦などの趣味活動　等

課題設定

歩く　　調理　　買い物　　夫のために料理を作る（家庭内の役割）　　料理教室に参加する（地域組織の参加）　　友人とお茶会を開く（趣味や楽しみ）

図 4-3　病期で考える段階的な関わり方

でどおり自分で行いたい」という思いがあるのではないかと考えることができます．OTは，クライエントから言葉として表出された内容だけでなく，**その背景にある思いが何なのかを想像しながら話を聞くこと，そして，必要に応じて話を深掘りし，思いの真意を理解する**ことが大切です．

　実際に，この後の面接において，Aさんに家事のなかでも特にできるようになりたいのは"調理"であると確認をとることができました．ただ，一方で，「左手が動かしづらく家事はできないのではないか」という認識ももっています．

2）病期に応じた課題設定

　一般的に，発症から日が浅いほど，直面している生活など活動レベルでの課題が着目されます．ただ，リハビリテーションの経過のなかで徐々に人生に関連する参加レベルの課題が検討されるようになることが多いです（図 4-3）．

　Aさんは回復期リハビリテーション病棟に入院中でしたが，セルフケアが自立しつつあり，退院後の生活に関する作業に焦点を当てていくことができる時期でした．そのため，Aさんの課題は，**これまでの生活のなかで繰り返され，強化されてきた習慣，他者との関係や役割，自身が何を大切にして「こうありたい」という信条などを反映する**ことが重要でした．それが"調理"でした．

　また，課題として設定する作業は，**それ自体が作業療法によって変化をもたらすことが可能であることが求められ，その予測的判断も必要**です．残存している運動・認知・精神機能や活動に関する能力などからも，Aさんにとって"調理"を課題とすることは妥当であったと考えられます．

　これらのことは，OTが目先の課題だけにとらわれたり，実生活につながりのない漫然とした療法を繰り返したりせずに，その人らしさの回復を支えるための

> **Memo** 回復期における課題の抽出の留意点
>
> 回復期リハビリテーション病棟に入院してまだ間もなく，現状がADLレベルのクライエントが退院後の作業についての要望をあげている場合は，どう考えていくとよいでしょうか．
>
> クライエントが目指したい作業が明確であったとしても，それが将来的なものであり，その前に解決しなければならない課題がある場合は，今の生活における作業遂行の課題に目を向けられるようにする必要があります．OTは，クライエントの望みに短絡的に応えるのではなく，段階的に実現可能な作業を設定して，その時点でのクライエントの状態に合った作業の提案をすることが適当といえます．そのうえで，今後の見通しや希望をもてるように，今後の課題とのつながりも示しながら支援することが大切です．

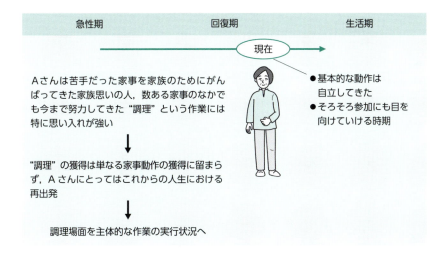

図4-4 病期を踏まえた「主体的な作業の実行状況」を設定する思考過程

作業療法を実践していくうえで，常に意識しておくべきことです．

以上のことから，Aさんの生活機能や作業と生活史の情報から，調理はAさんにとって価値のある重要な作業であることと，現在のAさんの病期のことや課題改善の見込みがあることから，作業療法におけるAさんの課題は「食事の準備をすること」と設定しました（図4-4）．

Memo 課題抽出のための面接の例

　適切に課題を抽出するためには，作業や生活史の情報を聞き取るための面接が重要となります．面接方法によってはクライエントの課題が抽象的になったり，的外れなものになったりします．以下に 2 つの面接の例を示しますので，その違いについて考えてみましょう．

例 1

OT	クライエント
○○さんが入院前の生活で大切にしていたことは何ですか．退院してからいちばんやりたいと思うものも教えてください．	家のことはやれるようになりたいです．でも，歩けるようになるのかな，足も手もうまく動かないし．
家事は○○さんが全部やっていたのですね．	そうです．
次の質問ですが，○○さんの楽しみは何かあったのですか．	友人とお茶するのは楽しみでした．でも，まずは歩けるようになって，家のことを私がやらないと，夫も困ると思うので．
では，○○さんの仰るとおり，旦那さんのためにも自宅で家事ができるようにリハビリをがんばっていきましょう．	そうですね．がんばります．

　例 1 では，情報収集が曖昧なところが多く，これではクライエントの課題を具体的に設定できず，効果的な作業療法を立案することができません．では，続いて，例 2 をみてみましょう．

例 2

OT	クライエント
○○さんが入院前の生活で大切にしていたことは何ですか．退院してからいちばんやりたいと思うものも教えてください．	家のことはやれるようになりたいです．でも，歩けるようになるのかな，足も手もうまく動かないし．
いろいろ難しいこともあるかもしれませんが，家のことで何がいちばん大切とお考えですか．	食事の準備は今まで自分がしてきたので，それができたらいいと思います．夫に頼むのも難しいでしょうから．
ちなみに，どんな料理をよく作っていたりしていたのですか．	特別なものはないですが，いろいろあります．夫は大根の煮物が好きなので，よく作っていました．
それでは，まずはそれができるように練習していくのはどうでしょうか．	そうですね．
今までのやり方などをまたお聞きしますので，一緒にがんばりましょう．	はい．よろしくお願いします．

　例 2 では，クライエントの課題を一般的なものから個別的なものになるまで，具体的に深掘りができています．それによって，クライエントにとって課題が本人のものとして感じられるようになり，作業療法に取り組む気持ちも変化していきます．

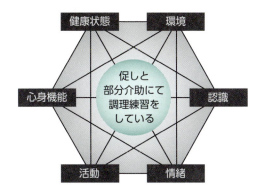

図4-5 課題となる「主体的な作業の実行状況」

課題の分析

1) 主体的な作業の実行状況の観察

作業療法では，Aさんの課題である「食事の準備」の改善に向け，その具体的な作業として模擬的な「調理練習」を実施していましたが，「こんな手の状態では調理はできない」などという発言があり，調理練習には消極的でした．そして，その実施においては，口頭指示や援助が必要でした．また，自宅ではガスコンロを使用していましたが，病院の調理環境は電磁調理器であり，野菜の固定具やユニバーサルピーラーなどの自助具の使用方法に不慣れであったため，簡単な調理工程であっても実施に60分以上を要する状況でした．

これらのことから，「主体的な作業の実行状況」は，「促しと部分介助にて調理練習をしている」こととしました（図4-5）．

2) 関連因子の抽出

Aさんの「主体的な作業の実行状況」は，「促しと部分介助にて調理練習をしている」ことですが，それに関連する因子を状況図に表してみます（図4-6）．

はじめに，「主体的な作業の実行状況」をもとに，関連する内容を状況図に記入していきます．

〈健康状態〉は脳梗塞があげられますが，その病状は安定しており，それ自体が作業に問題となっていることはありません．したがって，あくまでも参考程度のものになります．

〈心身機能〉は左片麻痺と軽度の注意機能低下が，〈活動〉は調理動作と歩行能力の低下が関連因子として抽出されました．〈環境〉は不慣れな調理設備と器具があげられ，〈認識〉は調理に対する消極的な思いが，〈情緒〉は不安が強い状況がみられました．

3) 作用因子の推定

「作業の実行状況」と関連する因子間の相互作用を，状況図の中に矢印を引い

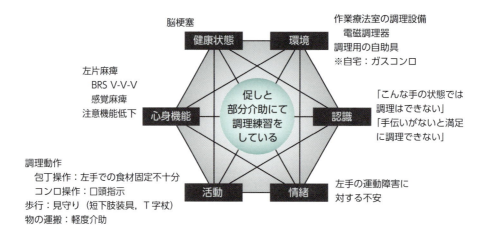

図 4-6 「主体的な作業の実行状況」の関連因子

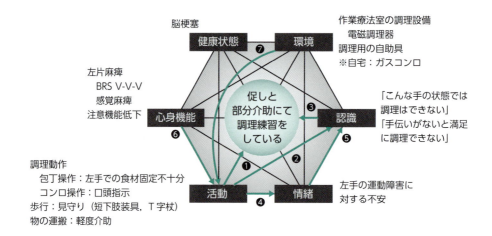

図 4-7 6 因子の相互作用の推定

て表します（図 4-7）．

　Aさんの「促しと部分介助にて調理練習をしている」という状況を生み出している因子としては，調理動作と歩行能力の低下という〈活動〉が調理練習の遂行に影響する（❶）とともに，調理に対する消極的な〈認識〉に作用し（❷），それも「調理練習」の実行状況に影響している（❸）と推定されました．〈活動〉は，Aさんの不安という〈情緒〉に作用し（❹），それが〈認識〉にも影響している（❺）と考えました．

　また，〈活動〉に対して作用している因子には，左片麻痺などの〈心身機能〉（❻）と，調理設備と器具の〈環境〉（❼）が作用していると考えました．

　このように，6因子は「作業の実行状況」に直接作用したり，他の因子を介して間接的に作用したりして，Aさんの作業を全体的に形作っています．

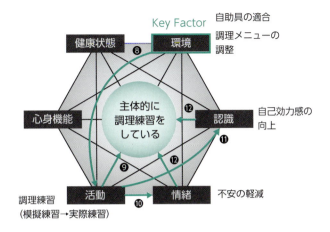

図4-8 セラピー仮説の立案

4）Key Factor の設定

Aさんは，発症後の調理経験が全くない状況でした．初めの調理練習では，〈活動〉である火を扱う，包丁を操作する，調理器具や食材を運ぶ，といったことのすべてにOTの介助や指示が必要であり，60分かけてようやく一品を作ったときには，自分の無能さを実感し，落胆することもありました．そのため，できないという〈認識〉が強く，〈情緒〉の不安も強くなっていました．

しかし，機能的に物を操作する能力はある程度で可能なため，〈環境〉である調理設備や調理器具，メニューの調整を行い，Aさんの能力に合わせた調理をすることで，実行状況をはじめ，その他の因子が変化するのではないかと考えました．よって，現在の「促しと部分介助にて調理練習をしている」という実行状況に最も影響を与えているのは〈環境〉と考え，Key Factor に設定しました．

セラピー仮説の立案

まずは，Key Factor とした調理環境を整えることで作業がしやすい状態をつくること（❽）が必要と考えました（図4-8）．それによって，調理練習の難易度を適正化し，動作的な学習効果を高める（❾）だけでなく，Aさんの不安を軽減させたり（❿），調理に対する自己効力感を向上させたり（⓫）することができると考えました．そして，それらの結果として，「主体的な作業の実行状況」が「主体的に調理練習をしている」と変化するのではないか（⓬）と推論しました．

これらのセラピー仮説から，作業療法方針は「退院後に自宅にて調理をする」とし，作業療法目標は「調理器具などを使用し，主体的に調理練習をする」と設定しました．

アプローチについては，調理練習の遂行に対して環境アプローチを軸として内

容の検討を行いました．まずは，作業療法室の電磁調理器や調理設備を不安なく使用できるようにわかりやすく説明を行い，わからない点がないかよく確認してもらうことを，次に，包丁で切るときの野菜の固定具や自助具の適合を行い，調理工程に分けて，それぞれの模擬練習をすることを立案しました．

これらの実行状況の設定，セラピー仮説，目標，アプローチについては，Aさんと協議しながら共同意思決定（SDM）を行い，作業療法を実施していきます．

SDM：Shared
Decision Making

アプローチの実施

実際のアプローチでは，Key Factor となっている〈環境〉について，Aさんの能力に合わせて調理器具と自助具の適合（❽）を行い，次に調理工程に分けて模擬練習や実際練習（❾）を行いました．また，調理メニューを調整することでも練習の難易度を段階的に変えていきました．

当初のセラピー仮説では想定していませんでしたが，調理練習を進めていくにあたって，Aさんの不安の軽減や意欲向上には夫の関わりが効果的だと考えました．そこで，Aさんの練習場面に夫も参加してもらうことを依頼し，人的な環境調整を行うことをアプローチに追加しました．

効果の確認

1）再評価（主体的な作業の実行状況，関連因子，作用因子）

約1か月間のアプローチの結果，Aさんの調理練習の実行状況は，「主体的に調理練習をしている」と変化しました（図4-9）．この〈実行状況〉の変化とともに，関連因子にも次のような変化が認められました．

● Aさんが調理しやすいメニューに限定し，自助具を積極的に活用したこと〈環境〉によって，左手での食材固定やコンロの操作ができるようになった〈活動〉（❸）．

● 夫が調理に参加し，見守っていること〈環境〉で，「早く家に帰って夫に料理を振る舞いたい」と思うようになった〈認識〉（❹）．

● 調理能力が向上したこと〈活動〉で，調理に対しての自信や，調理することへの喜びが出てきた〈情緒〉（❺）．

● 調理能力が向上したこと〈活動〉で，「少しずつ調理ができるようになってきた」と思えるようになった〈認識〉（❻）．

● 調理能力が向上し〈活動〉，自信や喜びを感じ〈情緒〉，調理に対する自己効力感が生じてきたこと〈認識〉で，主体的に調理練習をする〈実行状況〉ようになった（❼）．

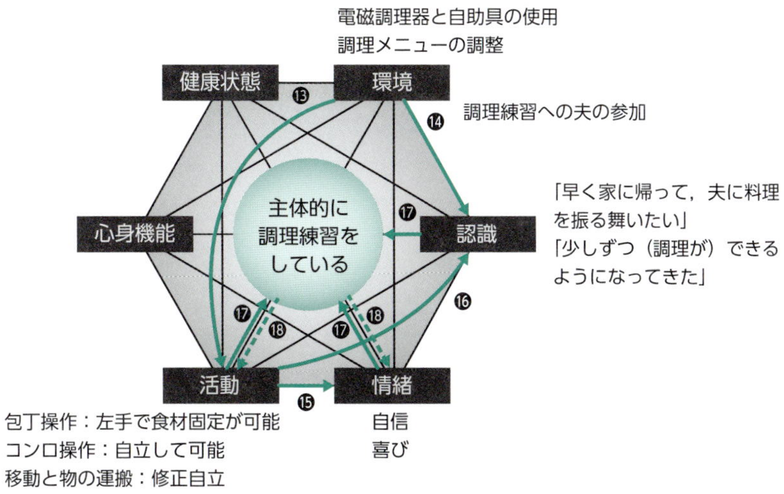

電磁調理器と自助具の使用
調理メニューの調整

健康状態　⑬　環境

⑭　調理練習への夫の参加

主体的に
調理練習を
している

心身機能　　認識

「早く家に帰って，夫に料理
を振る舞いたい」
「少しずつ（調理が）できる
ようになってきた」

⑰　⑯

⑰⑱　⑰⑱

活動　⑮　情緒

包丁操作：左手で食材固定が可能　　自信
コンロ操作：自立して可能　　　　　喜び
移動と物の運搬：修正自立

図4-9　作業療法後の状況図

- 主体的に調理練習をすること〈実行状況〉によって，調理動作の学習効果が高まり，能力の向上も促進した〈活動〉．また，調理に対しての自信や喜びがさらに高まった〈情緒〉⑱．

2）アプローチ効果の判定

　上記の関連因子の変化は，「主体的に調理練習をしている」という実行状況にさまざまに影響し合い，それぞれの因子が総体として実行状況に作用した結果であると考えられました．

　アプローチの効果は，関連因子の個々の変化を中心にみるのではなく，課題とした「主体的な作業の実行状況」がよりよい方向に変化したかによって判定します．たとえ関連因子が改善していたとしても，実行状況が変わっていなければ意味がありません．そのような場合は，改めて実行状況に変化をもたらしうる因子が何かを再検討し，作業療法計画を修正する必要があります．

　直接的な作用をもたらす単一の因子の変化によっても，ある程度は作業の実行状況を改善させることができると考えられますが，より効果的な変化を起こすには多角的な関連因子を全体的にみてアプローチすることが大切です．

● 　 ● 　 ●

　状況図は，クライエントの課題となる「主体的な作業の実行状況」を中心に捉え，その関連因子の分析から作業療法アプローチを立案することに加えて，実施されたアプローチの結果を振り返り，より効果的な作業療法へと展開していくためのツールとしても役立ちます．

> **Memo** 「実行状況」と「6因子」のどちらを先に書くか

状況図を作成する際,中央の実行状況を先に設定してから,それに関連する因子を抽出する方法が基本となります(図).

しかし,クライエントの課題がよくみえてこない場合には,6因子を先に列挙して,その状態から課題となる実行状況を推定して考える方法もあります.

また,クライエントの思いに基づいて課題を設定した場合であっても,それが必ずしもクライエントにとって最善でないこともあり得るため,6因子の状態からみて課題設定の妥当性を検証することも必要です.

クライエントの思いの聴取に慣れていないOTは,6因子から書き出していく方法がわかりやすいかもしれませんが,状況図は課題志向の考え方を基本とすることは忘れないようにしてください.

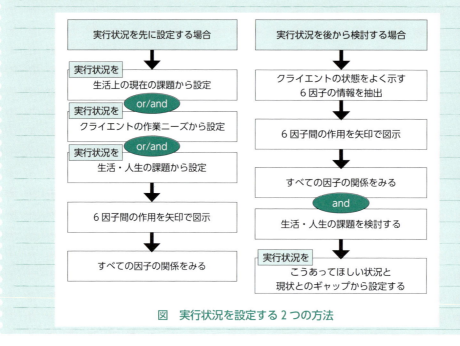

図 実行状況を設定する2つの方法

> **Memo** 私の状況図

　状況図の作成にあたっては，実際のクライエントはもちろんですが，自分の周囲の人や自分自身を当てはめて考えてみると，作業に焦点を当てた見方や捉え方がわかってきます．
　図は筆者自身の状況図です．
　筆者は，50代に入った大学教員で，〈健康状態〉は，運動不足，高脂血症予備群，睡眠不足状態にあり，〈心身機能〉として，少し前から筋力や体力の衰えを感じています．体の疲れも残りやすく，日々くよくよしている感じです．それというのも，〈活動〉では，帰宅時間が遅く，その後も夜更かしをしがちで，もともと物事を計画立てて進めるのが苦手であり，片付けも苦手です．たまの休日はどう過ごしていいかわからなくなってしまいます．
　〈環境〉では，自宅の自分のスペースは狭く，本などが片付けられず，大学の研究室は物置のようです．コロナ禍で会議はほぼ毎日と増えました．そのうえ，自動車通勤で運動機会がありません．一方，ありがたいことに，両親が元気でいてくれて，妻と子どもが私の宝です．ただ，子どもの進学の課題を抱えています．
　そんな筆者は，〈認識〉で，「早く帰宅したい」「家族と過ごしたい」「休日を楽しみたい」「将来のことを考えたい」「研究成果を出したい」，そして何より「元気でいなくては」と考えています．しかし，〈情緒〉の気持ちのうえでは，「どうせこのまま変わらない」「いい年になって情けない」「自信をもちたい」「将来が不安だ」と感じています．
　筆者は，自分の〈実行状況〉を「帰宅が遅く睡眠不足で家族と過ごす時間が少なくリフレッシュできていない」としました．そして，何がいちばん〈実行状況〉に影響しているだろうと考え，活動の仕方に最も原因がありそうだと考えて，〈活動〉をKey Factorとして改善を図らなくてはいけないと判断しました．
　このように，15分もあれば，自分の生活や人生のセルフチェックができます．おかげでどうすればいいか少し見えてきました．
　読者の皆さんも一度，ご自身の状況図を作ってみてはどうでしょうか．

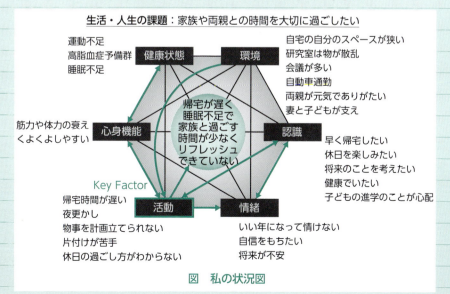

図　私の状況図

Column

コラム

作業療法ガイドラインとOPAT6

　これまでの作業療法の流れとOPAT6を活用した作業療法の流れの違いを明らかにするために，作業療法ガイドライン（2024）で示されている「作業療法の過程」[1]とOPAT6によるセラピーの流れを図に沿って比べてみましょう．

　作業療法ガイドライン（2024）とは，日本作業療法士協会によって作成された作業療法の概要と基本的な枠組みを示すものです．このガイドラインで示されている作業療法の過程は，基本的な作業療法の進め方を示すものとして，教科書などで引用されています．

　図の左側にある「対象者の依頼・紹介」や作業療法を行うことの「インフォームド・コンセント」までは同様ですが，ガイドラインの「評価の実施」は，OPAT6では「クライエントの情報収集や面接・観察・検査による評価」となります．これは，医学的・機能的情報や能力の情報収集（状況図の〈健康状態〉〈心身機能〉〈活動〉），環境や心理面の情報収集（状況図の〈環境〉〈認識〉〈情緒〉），そして作業と生活史の情報収集という3つを含んでいます．

　次に，ガイドラインの「目標と方針の決定」は，OPAT6では「生活・人生の課題を抽出」「主体的な作業の実行状況を設定するとともに，それに関連する6因子情報を抽出」「因子間や実行状況との関連性を矢印で図示し，Key Factorを決定」することに相当しています．

　ガイドラインの「介入計画」は，OPAT6では「セラピー仮説の立案」に相当しており，このセラピー仮説の立案とは，クライエントへの関わり方，実行状況の期待される変化の推測，作業療法目標と方針の決定，アプローチの検討を行うことをいいます．この「セラピー仮説の立案」は，ガイドラインと対比すると，ガイドラインの「目標と方針の決定」と「介入計画」にまたがったプロセスになります．

　この後，ガイドラインでは「インフォームド・コンセント」となっており，これはOTが立案した介入計画を提示して同意を得ることです．

　近年，作業療法における目標設定は，従来のインフォームド・コンセントよりもOTとクライエントの両者が協議して共同意思を決定するSDM（Shared Decision Making：共同意思決定）のほうが適切とされています．なぜなら，インフォームド・コンセントは選択肢を示して対象者の同意を得ることであり，対象者による意思決定ということが含まれていないからです．クライエント中心を実現するためにはSDMである必要があります．

　OPAT6においても，インフォームド・コンセントよりもクライエントの価値観を理解することや合意に向けて話し合うことが含まれるSDMのほうが適切と考えられます．

　以降，OPAT6では「アプローチの実施」「各因子や実行状況の変化に応じて状況図とアプローチを見直す」となっており，クライエントの変化に応じて状況図を更新します．

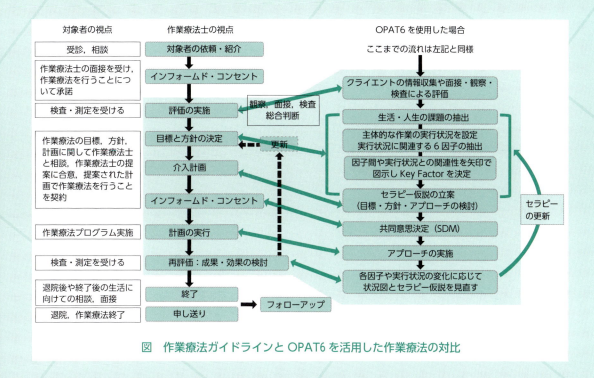

図 作業療法ガイドラインとOPAT6を活用した作業療法の対比

　こうした対比を押さえておくと，OPAT6による作業療法の流れは，特にガイドラインにおける「目標と方針の決定」の部分の進め方が明確になっていることがわかると思います．

文献

1) 日本作業療法士協会：作業療法ガイドライン（2024年度版）．2024年8月．https://www.jaot.or.jp/files/page/gakujutsu/guideline/OT%20guideline_2024.pdf（参照 2024-10-10）

第5章

回復期リハビリテーションの支援の考え方

第5章 回復期リハビリテーションの支援の考え方

1 回復期リハビリテーションにおけるOTの視点

> **Point**
> - ☑ クライエントを理解するためには，心身機能や能力と，心理面・対人交流・生活環境・参加といった情報を一体的に統合し解釈する必要性が高いとされています．
> - ☑ クライエントの多様で複雑な課題に対して総合的に介入する必要があるため，作業がもつ力を活用して積極的に関わらなければなりません．
> - ☑ OTの専門性を発揮し，作業を通してその人らしい生活を実現するために，家族や他職種ともよく連携して，チームとして目標達成を目指す必要があります．

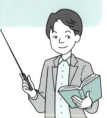

回復期リハビリテーション病棟での作業療法

OPAT6：Occupational Performance Analysis Tool with 6 Factors

　本章では，主に回復期リハビリテーションを想定し，この時期にOPAT6を活用して，クライエントの「主体的な作業の実行状況」に焦点を当てた作業療法の支援の進め方や考え方を述べます．

　OPAT6は，回復期リハビリテーションにおいてたいへん活用しやすく，臨床における作業療法計画の立案においても有効なツールとなると考えています．それは，回復期リハビリテーション病棟での作業療法には，次の3つの特徴があるからです．

①クライエントを理解するためには，心身機能や能力と，心理面・対人交流・生

活環境・参加といった情報を一体的に統合し解釈する必要性が高い.

②クライエントの多様で複雑な課題に対して総合的に介入する必要があるため，作業がもつ力を活用して積極的に関わらなければならない.

③OTの専門性を発揮し，作業を通してその人らしい生活を実現するために，家族や他職種ともよく連携して，チームとして目標達成を目指す必要がある.

回復期リハビリテーションでは，最大限の機能回復という目的と，もう1つ，機能障害が残存していても生活できる能力の回復という2つの目的があり，いずれも生活を改善させることや生活の質（QOL）を高めることが最終的な目標となります[1].

QOL : quality of life

機能回復を図る場合においても，その機能訓練だけで機能回復が起こるわけではありません.例えば，85歳以上の超高齢患者や，高次脳機能障害がある場合を想定すると，活動的な生活へと段階的に移行させていくことによって機能面も徐々に改善する場合が多いことを経験します.

また，最終的な目標の1つである「生活を改善させる」ことは，病棟や施設での基本的な日常生活活動（ADL）の能力の向上だけを指すのではなく，一人ひとりの，個別性が高い，独自の生活の改善（その人らしい生活の再建）が目標となります.そのため，今までのその人の生活や人生について理解することが求められます.これらを理解するためには，単に家族構成は何人といったことよりも，作業的生活史としてのクライエントの理解が大切になります.作業的生活史としてのクライエントの理解とは，どのような作業を行い，職業・家庭・社会生活を送り，その人らしさが形成されてきたのか，どのような人生の波を経験してきたのかを，OTが受け止めて解釈し，共感的に理解することをいいます.

ADL : activities of daily living

回復期リハビリテーション病棟では，このような包括的で多角的なクライエント理解が極めて大切となります.

文　献

1) 角田　亘（編）：回復期リハビリテーション病棟マニュアル.医学書院，2020，pp.2-13.

第 5 章　回復期リハビリテーションの支援の考え方

2

回復期の時期と実行状況の課題

Point

☑ 回復期の作業療法は，段階的に「自分の作業を取り戻す」療法を医療のなかで行う貴重な機会です．

☑ 回復期リハビリテーション（前期・中期・後期）の3つの時期では，実行状況は次第に現在の作業だけでなく将来遂行する作業を含むようになります．

☑ 前期は「ADL レベル」，中期は「役割再獲得レベル」，後期は「退院移行支援レベル」の課題に対して作業療法が行われることが多いです．

回復期の作業療法は「自分の作業を取り戻す」療法

　精神科医の野中は，作業療法を「自分の作業を取り戻す」療法と表現しました[1]．それは図 5-1 で示すプロセスとして描かれています．このなかで「自分らしい作業」に向けて行われるのが回復期の作業療法ですが，身体的能力や基礎能力が整っていなければ上位の能力が発揮できないということではありません．その人の状態によって，その人なりの自分らしい作業を取り戻すことが大切です．

　急性期から回復期への移行段階では，離床を行い，身体的能力の回復を促し，食事や排泄などの生活が再開されます．回復期の前期は，ADL などの日常的に遂行されている作業に取り組み，続いて回復期の中期は，クライエントの興味や価値に関連した作業に取り組んでいきます．そのなかでクライエントの意志が出

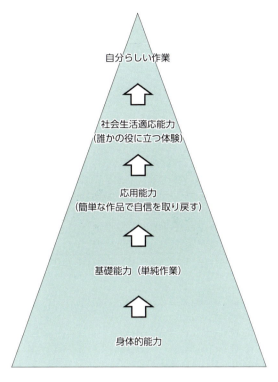

図 5-1 自分の作業を取り戻すプロセス

〔野中　猛：図説リカバリー──医療保健福祉のキーワード──．中央法規出版，2011，p.68．を一部改変〕

てきます．謂わば，クライエントの本来の意志をより具体的なものにし，自分らしさを表出させていく時期です．退院前には自宅などで自分の役割として行う作業が課題となるかもしれません．むろん回復期だけで終わるわけではなく，退院後も自分の作業に取り組む機会が得られることが望ましいでしょう．このようなイメージで，**回復期では「自分の作業を取り戻す」作業療法が行われることが重要**です．

時期別の関わりの考え方

　回復期リハビリテーション病棟の現状は，高齢の整形外科系疾患の患者が増えていて，入院時の機能的自立度評価法（FIM）は低下傾向（より介護負担の高い人が入院）となっています．その一方で，成果主義として「実績指数」が導入されているため，できるだけ早期にADLを向上させて退院に導くことが求められています．そのため，**短い入院期間でさまざまな課題に対応**する必要があります．

　回復期リハビリテーション病棟協会では，多職種間での共通理解や質の向上のために，回復期リハビリテーション病棟の全体的な業務プロセスを，前期・中期・後期・フォローアップ期の4つの時期に分け，指針を設けています．入院中の前

FIM：Functional Independence Measure

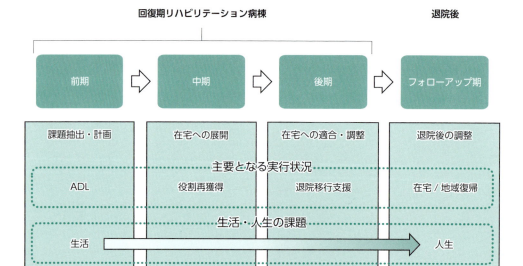

図 5-2　回復期における課題の移り変わり

期は「課題抽出・計画」，中期は「在宅への展開」，後期は「在宅への適合・調整」を行う時期とされています[2]．ここでは，この分類を使用して回復期の時期別の関わり方を述べていきます．

回復期リハビリテーション（前期・中期・後期）の3つの時期では，実行状況は次第に現在の作業だけでなく将来遂行する作業を含むようになります．回復期の前期は「ADL レベル」，中期は「役割再獲得レベル」，後期は「退院移行支援レベル」の実行状況が課題となることが多いです．このように生活・人生の課題は，回復期前期はクライエントの目の前にある生活の課題が中心となり，回復期後期，フォローアップ期に向けてクライエントの人生に関わる課題に変化していきます．段階を経ながら課題を解決し，その人らしい生活や人生を再建し，自分の作業を取り戻すことができるようになっていきます．そして，課題の変化に伴って作業療法アプローチも変わっていくことが必要です（図 5-2）．

文　献

1) 野中　猛：図説リカバリー――医療保健福祉のキーワード――．中央法規出版，2011，p.68．
2) 回復期リハビリテーション病棟協会：回復期リハビリテーション病棟のあり方指針．平成 29 年 11 月 17 日．http://www.rehabili.jp/organization/guideline.html（参照 2024-07-10）

第5章 回復期リハビリテーションの支援の考え方

3

各時期における支援の在り方

Point

☑ 回復期の前期では,「できない ADL」「できる ADL」「がんばってしている ADL」「自然にしている ADL」へとクライエントの状態に応じて展開します.

☑ 回復期の中期では,クライエントの思いや生活史を踏まえた動機づけを行い,その人らしい生活の再建のための意味のある作業を有効に用います.

☑ 回復期の後期では,退院後に変化する環境を想定しながら,家庭や地域での生活課題に対応した支援を行うとともに,地域スタッフとの連携を図ります.

前期：ADL レベルの作業遂行の支援

1）生活の基盤となる ADL・IADL

IADL：instrumental activities of daily living

　ADL は「人が自分自身の身体をケアする活動」,手段的日常生活活動（IADL）は「家庭や地域の中で日常生活を支える活動」と定義されます[1].こうした ADLや IADL の定義はさまざまに存在します.

　いずれにしても,人が生活を送るうえで基盤となる作業遂行の課題といえます.障害や加齢などによって生活を送ることに支障をきたしているクライエントの場合,生活の基盤となる ADL を再獲得できるかといったことが,IADL や将来的な生活,役割の再獲得などに大きな影響を及ぼします.

　回復期において ADL への作業療法の介入を考えるうえで,「できない ADL」

から「できるADL」へ,「できるADL」から「がんばってしているADL」へ,「がんばってしているADL」から「自然にしているADL」へ,の3つの段階に分けて考えることで支援がしやすくなります.

ここでは,主体的な作業の実行状況を,生活の基盤となるADL・IADLの一つである排泄動作を例としてあげています.できないADLから自然にしているADLへ,クライエントが主体的に行うためのポイントを説明します.

2)「できないADL」から「できるADL」へ

急性期や回復期の前期では,最もADLを阻害する因子は心身機能であることが多く,その機能的な回復に重点が置かれます.

> 用語
> 機能的アプローチ
> p.46 参照

そのため,まずはADLを目標に機能的アプローチが行われます.一般的なADL動作につながる座位・立位動作,応用動作だけでなく,生活のなかでどのように障害を負った上肢や手指を使い,QOLを上げていくか検討することが重要です.

- 更衣／トイレ動作:緩めの練習用の下衣(場合によっては腰に巻いたゴムバンドのみ)を上げ下げする
- 食事動作:太柄スプーンでビーズ玉をすくう
- 洗体動作:タオルで反対側の腕をなでる(洗体の模擬動作)

などの模擬動作です.

その後,難易度を調整した模擬動作を通して,心身機能の改善やADL習得を見極め,徐々にADL訓練へ移行します.

それによって,**基本的なADLが「できない」状態から,最適な条件下では「できる」状態にしていきます.**

基本的な心身機能や活動に関する情報は,理学療法士や言語聴覚士などから得ることもできますが,実際の生活のなかでは環境因子がさまざまに作用し,それぞれの場面での能力の発揮に大きく影響します.したがって,ADLの評価・分析は,必ず実際場面で動作の方法,工程,遂行度などを観察し,その実行状況と心身機能や活動などとの関連性を分析していきます.

> 用語
> 学習アプローチ
> p.45 参照

この段階では,基本的な活動の習得(学習アプローチ)が必要となることが多く,活動の学習において最適な動作方法を導き出し,実際場面で一連した動作の反復練習を行い,学習を図ります.これに並行して,他職種と連携しながら機能的アプローチも実施し,心身機能の回復を最大限に引き出し,作業の実行状況の改善を検討します(図5-3).

3)「できるADL」から「がんばってしているADL」へ

ADLが最適条件下で「できる」状態となった後は,それが病棟生活のなかで実行されるように促していきます.しかし,病棟での生活状況はクライエントが主体的につくり出しているものではなく,**病棟の人・物・設備・日課などの環境因子によって誘導・制限されながら実行されている状況**です.したがって,クライエント自身にとって,ADLは「がんばってしている」状態であるといえます.こ

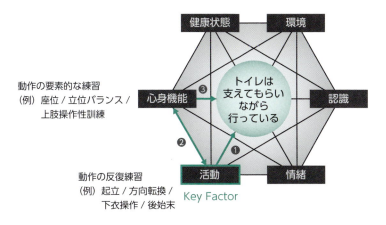

図 5-3 「できない ADL」から「できる ADL」へ

セラピー仮説：❶動作の能力に応じた難易度の課題を設定し，それを遂行させることで学習を促します．❷心身機能を回復・向上させることで，動作や行動の能力を高めます．また，能力が向上し，より高いレベルで活動することで，心身機能の発揮度も高くなり，機能自体も改善しやすくなります．❸心身機能が向上することで，作業遂行における余力が生まれ，より安定的に安全な生活行為となります．

用語
環境アプローチ
p. 45 参照

の時期の介入で大切となるのが，作業遂行時の人・物などの調整による環境アプローチです．

　作業療法場面では，OT の視点で最大能力を引き出すように試みますが，日常生活の環境（衣服への配慮，使用する装具や車椅子の種類，車椅子を設置する位置，手すりの位置や目印となるテープの活用など）を考慮し，クライエントができるだけ「がんばりやすい」状況をつくっておく必要があります．

　病棟生活を通して「できる ADL」のさらなる改善や「がんばってしている ADL」の実行につなげるには，多職種による連携・協力が重要です．また，環境を整えることで，**多職種が同じようにクライエントの ADL に関わることができるようにすることも大切です**．そして，実際の ADL 場面において看護師・介護福祉士などと最適なケア方法を協議し，クライエントが無理なくがんばりやすい ADL の実行状況を支えていきます．それによって，**日常生活において ADL の学習機会を恒常的につくり，生活能力の向上を図ります**．

　そのような環境アプローチによって，クライエントは動作が楽に行えるようになり，それを実感することで，より効果的な運動学習へとつながっていきます（図5-4）．

　このように，**作業療法場面で「できる ADL」が獲得された後には，病棟生活で「がんばってしている ADL」へと支援していきます**．

4）「がんばってしている ADL」から「自然にしている ADL」へ

　私たちの多くは，日常生活をがんばってしているのではなく，無意識に自然にしています．したがって，クライエントの ADL も「がんばってしている」状態から，「自然にしている」状態にすることが重要です．これは退院後の在宅生活を考えるうえでも大切な視点であり，「がんばってしている ADL」で止めてはいけま

> **Memo** 作業療法におけるADLの優先順位
>
> 　多くのクライエントは，複数のADLに課題があります．OTの経験が少ないうちは，課題となるADLのそれぞれについて状況図をつくり，課題を分析することもよいかもしれません．
>
> 　しかし，クライエント一人に関わることができる時間に制約があるなかでそれを行い続けることは難しく，生活全体のなかから重要となるADLを抽出し，その課題解決を優先しなければなりません．どのADLを優先すべきかは，クライエントの希望や生活において重要なADLが何かによって異なりますが，回復期の前期では，生きるための基本となる「食事」や「排泄」が重要となることが多いでしょう．
>
> 　ADL評価法であるFIMの点数が低い項目からアプローチを進め，能力の底上げをすることもあるかもしれませんが，その障害や要介護度の量的な大きさではなく，あくまでもクライエントの視点から重要で価値が高いADLを考えて，それを優先することが作業療法においては大切です．

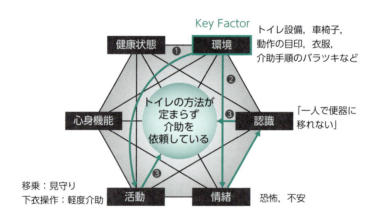

図5-4　「できるADL」から「がんばってしているADL」へ

セラピー仮説：❶病棟生活で実行しやすい物的環境と，実行を促進・援助する人的環境を整えます．❷不安や恐怖，ストレス，疲労等がない環境を整え，情緒・心理的に作業遂行を妨げない状況をつくります．❸動作や認識の変化によって自発的な動作の実行へつなげます．

　　　　　　　　　せん．
　　　　　　　　　　ADLが「自然にしている」状態になるには，クライエントの主体性が鍵となり，それを引き出すOTの関わりが重要となってきます．長谷川は「障害があるから何もできなくなった」という考えから「障害があってもできる」体験を積み重ね，障害当事者の視点を変える必要があると述べています[2]．つまり，**主体性を促すためには，クライエントの個人の特性に応じた認識や情緒に対する心理的アプローチを行うことが必要です**（図5-5）．

用語
心理的アプローチ
p.45 参照

> **Memo** 活動の学習
>
> ADL向上においては，活動に対して，単に動作手順を指導して反復するだけでは改善しにくいです．他の関連因子の影響も見極めてアプローチすることが大切です．
>
> 練習によって子どもが補助輪なしの自転車に乗れるようになっていくように，ADLの学習においても運動に関わる認知の変化と自信の経験が必要になります．麻痺手に袖を通す練習においては，遂行動作がクライエントに自覚されない状態から，こうすればよいと認識され，認知的な学習がなされるように変えていきます．
>
> ADLを単なる動作として（どの程度できるかという能力）ではなく，作業（いつどんな環境と文脈で行うか，クライエントにとって価値があるか）として捉える必要があります．それは，ADLに多くの問題を抱える時期や状況では，クライエントの情緒や介助者などの環境といった要因が鍵となることが多いからです．介助し過ぎることでクライエントの動機を奪ってしまうこともありますので，作業を遂行する環境が学習に及ぼす影響を常に考えておくことが重要です．

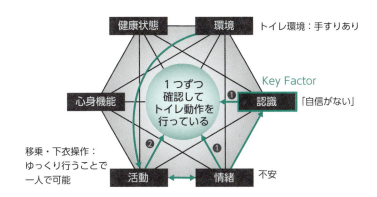

図5-5 「がんばってしているADL」から「自然にしているADL」へ

セラピー仮説：❶クライエントと実行状況に対して，安心，かつ，自信をもって行えるように支援内容と生活目標を共同して立てます．❷日常的な作業遂行によって動作を円滑にし，不安の軽減や自信向上を図り，生活の習慣化を図ります．

中期：役割再獲得のための作業遂行支援

回復期の中期になると，目先の入院生活での自立度向上のための支援から徐々に退院後の生活を想定した支援へと方針の焦点を移していきます．

1）思いや生活史の理解

回復期の前期にクライエントが取り組むのは主にADLレベルの作業であり，表面化しやすく捉えやすい側面が課題となります．しかし，**回復期の中期ごろからは，それまで潜在化していたクライエントの本当の思いや価値観・信条，人生背景などの課題がより浮上して顕在化してきます**（図5-6）．そのため，中期に移

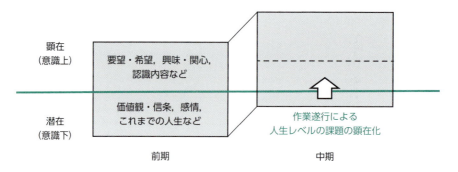

図5-6 潜在化していた課題の顕在化

る過程でOTはクライエントの作業や生活史について理解を深めることが大切となります．

また，身の回りの動作でできることが増加し，クライエントは現実に直面する時期を迎えます．そこで課題となるのは，これからどう生きるかという人生レベルの内容になります．

自分らしく生きるためには，**その人にとって価値をもつ作業を行うことが重要**となります．そのため，入院初期に聴取した病前の作業や生活史の情報を基に，退院後の生活で，IADLや趣味，役割などのその人らしさにつながる作業について推定することが重要です．

クライエントの価値観の高い作業に対して作業療法を展開していくことは，クライエントの主体的な作業の実行状況を支援し，その人らしい人生を歩むことの支援に結び付いていきます．

2）動機づけの作業

ADLは入院中も必要な活動であり，課題が明確となりやすいのですが，IADLや趣味，役割などは個別性が大きく，また入院における環境では経験しにくい場合もあります．クライエント自身もイメージが沸かず，「こんな身体では何もできない」や，反対に「何となくできると思う」と具体的な課題が明確ではない場合が少なくありません．そのため，OTは病前生活について詳細に情報を収集し，**クライエントが行ってきた作業を踏まえながら，今後クライエントが必要とする実際の生活動作の場面を段階的に設定し，動機づけを行うことが重要です．**

図5-7は，状況図による分析にて機能訓練から役割再獲得に視点を変えることで，「できない作業」から「できる作業」に視点を展開し，クライエントの動機づけを行った例です．

3）その人らしさに向けた意味のある作業

回復期リハビリテーション病棟に入院しているクライエントのなかには，IADLや趣味，役割などが病前の状態にまで獲得できない場合があります．その場合は，病前に実施していたIADLや趣味，役割などがクライエントにとってどのような意味があったのかを確認したり，考えたりして，その**意味や価値を再現**

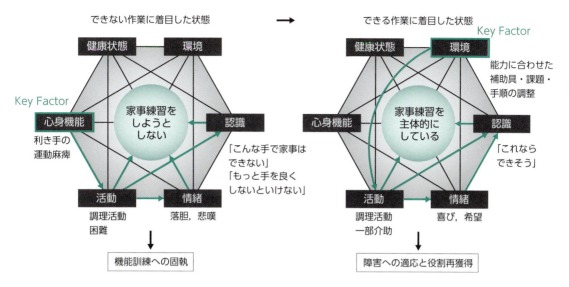

図 5-7 「できない作業」から「できる作業」に視点を展開した例

セラピー仮説：
（左図）心身機能改善によって，活動の改善を図る→できないことへの執着，機能訓練への固執へ．
（右図）環境調整によって，調理活動の方法を変更する→できたことへの喜びや自信，障害への適応と役割の再獲得へ．

しうる作業を抽出することが重要です．

「意味のある作業」とは，「対象者に自信をもたらし，他の作業への取り組みを促す，満足や喜びを感じられる作業のこと」[3]とされています．意味のある作業にクライエントが取り組むことを支援すること（作業遂行アプローチ）で，情緒や認識に影響し，実行状況も主体的な様子へ変わるきっかけにもなります．

図 5-8 は，入院中に意味のある作業を経験したことで，退院後のその人らしい生活の再建に向かうことができた例です．

回復期の中期以降は，実行状況が現在の自分自身のケア（ADL）から将来退院後に遂行する作業に移り変わっていきます．そうなると，退院後の人的・物的・社会的な環境に対してアプローチすることがより求められてきます．

病前に遂行していた役割，期待されていた役割を喪失し，その影響ですべての活動に対して受動的になるクライエントは少なくありません．また，医療者は機能的な予後を推測することで，可能性を奪ってしまったり，本人や家族をなおざりにした目標設定をしてしまったりする恐れがあります．

そのため，OT は，クライエントの病前生活情報を基に，その人にとって意味のある作業の遂行へ支援し，クライエントがその人らしさを獲得していくための重要な役割をもっています．

> **用語**
> 作業遂行アプローチ
> p. 45 参照

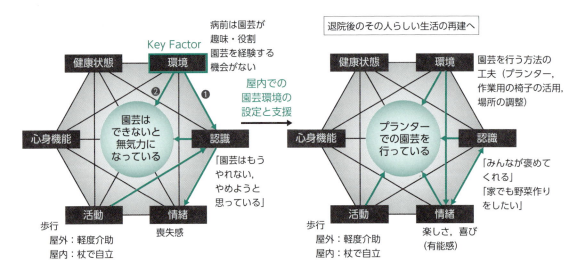

図 5-8　作業を経験したことでその人らしい生活へ展開した例

セラピー仮説：
（左図）身体的な不自由さに加え，園芸の経験や方法の理解がされていないため，❶環境面を調整し行える方法を提示，❷作業を経験する機会や方法の工夫を提供することで，認識・情緒の変化を誘導した．
（右図）園芸を行う方法を工夫するという環境調整を実施し，有能感や前向きな認識となり，退院後のその人らしい生活の再建につながった．

後期：退院支援のための作業遂行支援

　退院支援では，家庭生活・社会生活のいずれでも，楽しみや自分の役割をもち，その人らしい暮らしを築けるように家族や社会環境も含めてチーム全体で調整・支援を行う必要があります[4]．その人らしい暮らしとは，クライエントが望む作業を主体的に行えている状態であり，退院支援では，入院中に支援してきた作業遂行を継続できるように準備していきます．

　ただし，生活する環境が変われば，入院中と同様の実行状況になるとは限りません．ここでは，退院後も主体的な作業遂行を継続する要点を説明します．

1）退院後に変化する環境因子に対する準備

　入院中と退院後では生活環境が大きく変化します（図5-9）．その生活環境は，在宅生活においては，家屋などの物的環境，家族や支援者などの人的環境，サービスや制度といった社会的環境があります．

　入院中と大きく異なる生活環境による影響に対して，退院後の課題を明確にする必要があります．状況図を用いることで，環境の因子による実行状況や他因子への影響を整理しやすくなります．環境アプローチによって，どのような課題を解決できるか，あらかじめ想定し，また，退院後の環境に合わせた模擬練習を行うことで，退院後も主体的に継続できることを目指します（図5-10）．

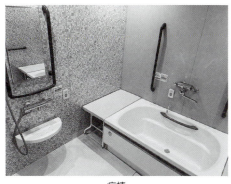

病棟
浴槽：高さ40 cm

自宅
浴槽：高さ70 cm

図 5-9　病棟と自宅の入浴の環境の違いの例

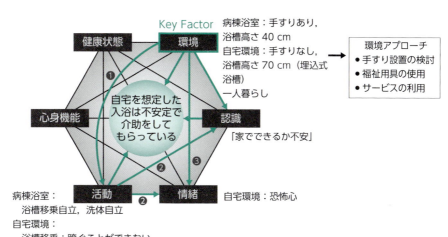

図 5-10　自宅での入浴獲得に向けた課題整理

セラピー仮説：❶住宅改修や福祉用具の導入によって，活動の改善を図ります．❷活動の改善によって，安心感や一人で行えるという認識の変化を期待します．❸手すりによる安心感へ，または，サービスの利用によって他者の援助のもとで実施することで安心して生活できる情緒の変化を期待します．

2）地域スタッフとの課題共有と支援の継続

　回復期リハビリテーション病棟の入院中に行った環境調整と活動の向上によって，自宅でも生活ができる見込みになったとしても，それは実際には行っていない状態であり，計画どおりの生活が遂行できるかはわかりません．そこで，退院後も安全に安心して生活できるように，地域の支援者へ引き継ぐことが必要となります．

　地域スタッフへ引き継ぐためには，退院後のリハビリテーション計画を立案するための合同会議や共同指導を行ったり，リハビリテーションに関する情報提供書を送付したりすることが多いです．しかし，すべての情報を伝えることは難し

表 5-1　よりよい情報提供となるためのヒント

①退院後は，福祉関係者の関わりが多くなることから，福祉関係者が理解しやすい用語・表現を用いた情報提供書などを作成する．
- 専門用語は極力使わない．
- 機能的な部分は生活動作に結びつけて表現する．
- 認知面などは入院中のエピソードを交え，その人となりが具体的に理解しやすいようにする．

②その人の生活歴や行動範囲，その人の望み，主体的に実施したいと願う活動を聴取し，クライエントの認識や情緒，家族との関係性を重視する．

③利用可能な社会資源の情報を収集し，それらがクライエントや家族にとってどのように有益なのかを伝える（復職が課題であれば職場に関する情報を伝える）．

④全身状態や環境の変化などの影響を踏まえて，提案した生活が難しくなった場合の代替案も可能な範囲で伝える．

く，実際は，ADL・IADL の活動の情報に偏ることも多々あります．

そこで，入院中に状況図を用いて分析してきた内容を振り返り，入院中に主体的な作業の実行状況に最も影響を与えた Key Factor とアプローチ内容などのエピソードを加えて伝達することで，退院後に関わるスタッフがクライエントのその人らしさを理解し，継続した関わりをしやすくなることが期待できます．

クライエント一人で行えない場合など，退院後も援助が必要なことは当然あるため，状況図で整理しておくことは，作業遂行のための課題と Key Factor を明確にし，その解決・改善に継続して必要な支援についても要点を絞り，わかりやすく伝達することにつながります．

3) その人らしい生活のための具体的な支援と情報提供

その人らしい生活のための支援とは，「その人の過ごしてきた生きざま」（性格，趣味，仕事，癖，習慣，家族や周囲との関係性等）から，**その人の望む生活にどうすれば近づけるのかを考えること**といえます．しかし，回復期の期間内にクライエントのそれらをすべて把握することには難しさがあります．

回復期リハビリテーション病棟では，望む生活よりも，できる生活に主眼が置かれやすく，入院中にできるだろうと考えていた活動が実際の在宅生活では難しい場合も少なくありません．また，その人らしい生活を再構築していくうえで障壁となることはたいへん多く，**地域住民の支援や民間サービスと，医療・介護保険のサービスをどう組み合わせるかが鍵**となります．

したがって，そのような支援につなげていくためには，地域スタッフへの退院後生活への情報提供を行う際に，**表 5-1** に留意することが大切です．

通常，「退院支援」というと退院に向けたサービス調整のことをイメージしやすいでしょう．それも退院支援の一部ですが，それだけではないことを再認識してほしいと思います．病院の整った環境のなかでリハビリテーションを行ってき

> **Memo** │ 活気の回復
>
> 　回復期リハビリテーション病棟に入院するクライエントが抱える問題は多く，目の前の課題を改善しても，それですべてうまくいくわけではありません．しかし，ある一つの作業ができるようになってから，クライエントが生き生きしはじめ，どんどん活力に満ちあふれていったという経験をすることも多いでしょう．
>
> 　それは，自分でできるという実感はもちろん大きいと思われますが，自分が再び自分らしくいられるかもしれないという生活や人生の可能性に変化がみえてきたことの表れといえるのではないでしょうか．
>
> 　そのため，「生活・人生の課題」を検討する際には，OT は「クライエントの生活（人生）は，どのような課題を解決することで，その人らしく，活力に満ちあふれたものになるか」と考えていくことが大切です．

て，退院後に生活環境が大きく変わることに向けて，クライエントの生活の中心となる作業が少しでも行いやすく，継続できるように環境の評価や伝達を行っていきます．OPAT6 を使うことで，状況や課題，セラピー仮説の整理を行いやすくなることを実感できるでしょう．

文　献

1) James AB, Pitonyak JS：Chapter 50：Activities of Daily Living and Instrumental Activities of Daily Living. In Boyt Schell BA, Gillen G（eds），Willard and Spackman's Occupational Therapy 13th edition, Wolters Kluwer, Philadelphia, 2018, pp.714-752.
2) 長谷川　幹：リハビリ 生きる力を引き出す．岩波新書，2019，pp.120-150.
3) 大松慶子，石井良和，山田　孝：日本作業療法学会発表における意味のある作業とその類似の言葉の使用について．作業行動研究 16（3）：176-182, 2012.
4) 回復期リハビリテーション病棟協会：回復期リハビリテーション病棟のあり方指針．平成 29 年 11 月 17 日．http://www.rehabili.jp/organization/guideline.html（参照 2024-07-10）

Column コラム

退院後の生活を知る取り組み

　回復期リハビリテーション病棟では，ADL動作の自立に目を奪われ過ぎずに，クライエントの思いを含め，多角的に退院後の生活の設定を検討する必要があります．実際，回復期リハビリテーション病棟入院中に想定した退院後の生活の設定通りにいかないことも多くあります．そのため，回復期リハビリテーション病棟は退院後の生活にも責任をもつために，退院後もフォローすべきとの議論は盛んに行われており，退院前後の自宅訪問や生活期サービスとの連携といった取り組みを行っている病院も増えています．

　図は入院時の想定と退院時の状況が異なった例です．この場合，入院中は，夜間トイレに行く際にふらつきがあり〈活動〉，退院後も夫がトイレに付き添う〈環境〉という想定で検討されていました．しかし，退院後は，夫には日中仕事があり，付き添いは困難〈環境〉であり，本人には自分でできるという〈認識〉もあり，1人で夜間トイレに行っており，結果として自立していました．

　病院と在宅の環境は異なり，在宅ではクライエント，そして家族の気持ちや考えも表面化し，確認しやすくなります．回復期リハビリテーション病棟で従事するスタッフが退院後の生活を知ることで，入院中に考えた退院後の生活の設定が妥当だったのかどうかを見直す一助にもなり，また，その後の回復期リハビリテーション病棟における関わりの質の向上にもつながります．

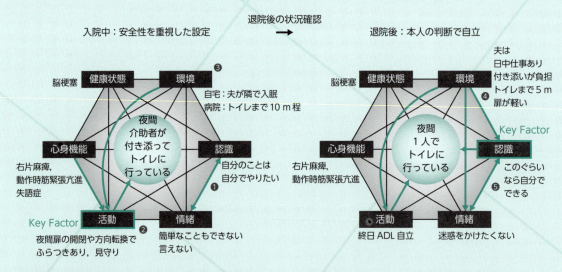

図　入院中と退院後の状況の違い

表　退院後の生活を知る機会の取り組み

1. ケアマネジャーを通した情報収集

● 退院前にクライエントや家族の了承を得たうえで，担当ケアマネジャーに調査を実施する.

調査時期：退院 3 か月後，退院 1 年後など

調査方法：電話連絡，書面

調査項目（例）：

①現在の居住地，②介護度の変化，③転倒の有無（頻度，場所も含む），

④身体機能や生活の状況，⑤介護サービスの変化，

⑥退院後に困ったこと（退院 3 か月後の調査時），

⑦入院中に懸念された問題点のその後

● 調査結果は院内メールを通じて担当者へ共有する.

2. 退院後訪問

● 退院後に法人内外の訪問・通所サービスを利用するクライエントに対して，サービス担当者に同行し，実際の生活場面の観察を通して，在宅における課題事項を確認する.

調査時期：退院 1 か月後，退院 3 か月後など

3. 法人内の事例検討会

● 退院後に法人内の訪問・通所サービスを利用するクライエントの状況報告会を実施する.

内容：回復期リハビリテーション病棟の担当者が考えていた設定，訪問・通所サービスの担当者が取り組んでいることの擦り合わせ

4. 復帰した職場との連携

● 退院後に復職し，クライエントと職場側の承諾が得られる場合，入院中から，職場側の担当者とカンファレンスを実施し，今後の見込みや支援計画などを共有する.

● 退院後の復職の状況について，クライエントや家族，職場側の担当者へ連絡をとり，実際に困った点を把握したうえで，求められれば訪問指導などを実施する.

　しかし，退院後の生活がどうなったのかを知りたいと感じながら，退院後の生活を知る機会そのものが業務のなかでシステム化されておらず，どうしてよいかわからない，ハードルが高いと感じている人も多いでしょう．退院後の生活を知る機会の取り組みを表に示します.

　病院によってはこれらの取り組みが難しい場合もあるかもしれません．最も大事なことは，まずはその人らしい生活や人生の実現に向けたマインドをもち，その行動のための「きっかけをつくる」ことです．診療報酬上でも回復期リハビリテーション病棟と介護保険サービスとの連携の必要性が謳われるようになっています．介護保険サービスのスタッフに，退院後の生活状況に関する情報提供を依頼したり，あらかじめ許可を得たうえでクライエントに連絡して生活状況を確認したりするなど，できる範囲から取り組んでみるとよいでしょう.

第6章

OPAT6 に基づく実践事例

| 第 6 章 | OPAT6 に基づく実践事例 |

1

排泄自立に向けて取り組んだ
脊髄損傷の事例

Key Factor 環境　　　　**テーマ** ADL

要　旨

　脊髄梗塞による完全対麻痺を呈した事例を回復期リハビリテーション病棟で担当した．事例から身の回りのことを自分でできるようになりたいという思いが強く聞かれたが，一方で，臀部・下肢の感覚脱失による便器移乗への恐怖心が聞かれ，排泄はオムツ交換（全介助）の状態であった．移乗の最大能力は移乗ボードで軽介助の状態であったが，病棟トイレ環境は L 字手すり・横手すりが左右に設置されており，移乗ボードの使用が困難な環境だったため，まずは便器への移乗の恐怖心軽減を図ることを目的に，事例の能力に応じたトイレ（便器）の環境を工夫してアプローチしたことで恐怖心が軽減され，その結果，排泄自立に至った．

事例プロフィール

1）基本情報
● 年代・性別：30 歳代後半，男性（体型：176 cm，80 kg）．
● 診断名：脊髄梗塞，完全対麻痺．
● 発症からの経過：X 日から誘因なく下半身の痛みと腰痛を認め，精査目的で A 病院へ転院となる．X＋4 日，脊髄 MRI で Th 8〜Th 12 に異常信号を認めた．保存的加療の後，X＋25 日，リハビリ目的で B 病院の回復期リハビリテーション病棟へ転入院となる．

- 生活歴（MSW より情報収集）：父（70 歳代）と二人暮らし（母は離婚し別居．事例との関係は良好）．家事全般は父が実施していた．父親の健康状態は良好．事例は自動車を運転し，仕事にも就いていた．仕事は鉄工所勤務で，主に重量物の運搬を行っていた．趣味はドライブ，車のカスタマイズであった．今後は車椅子対応の市営住宅への転居を検討している．
- 事例の現在の生活に対する希望：「父が高齢だから身の回りの動作はすべて自分でできるようにしたい」「まずは排泄ができるようにしたい」

2）作業や生活史についての情報収集（OT 面接）

- 過去：親には学生時代にやりたいこと（部活や趣味）をさせてもらった．仕事に取り組み，一度管理職に就くが，自分には合わないと管理業務を降りた経緯がある．
- 現在：疾患について，前院で説明を受けており，一生車椅子生活となることは理解している．まずは身の回りの動作が行えるようになって，その後，仕事に就ければいいと考えている．
- 将来：父も高齢のため，いずれは一人暮らしになることを想定している．そのため，まずは身の回りの動作ができることと，自動車の運転を行い，仕事に就けることへの要望がある．また，車椅子対応の市営住宅への転居を父と相談している．

開始時の全体像：ICF（図 6-1）

ICF の生活機能モデルを用いて，事例の全体像を整理した．．

リハビリテーション（チーム）目標

事例の希望として「身の回りの動作が自分で行えること」，そして，若年であり，車椅子での ADL 自立は見込めるとの医師の見解があり，以下のリハビリテーション目標をあげた．

- 長期目標：車椅子にて ADL・IADL が獲得できる（入院予想期間 6 か月）．
- 短期目標：終日トイレ排泄が自立できる（入院 1 か月）．

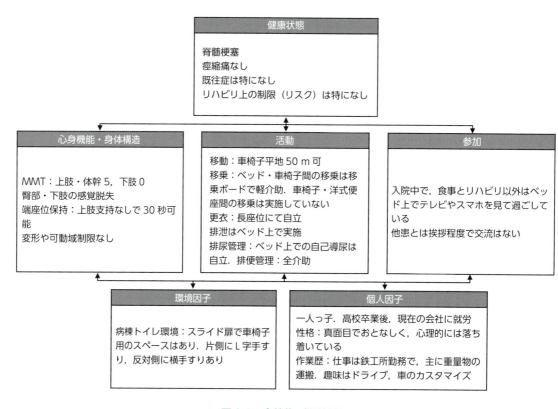

図 6-1　全体像（開始時）

MMT：Manual Muscle Testing

課題の抽出（生活・人生の課題）

生活・人生の課題：父の生活を支えながら自立したい

　事例と関わりを深めていくなかで，「父は一人で家のことを全部やってきてくれた．小さいときから自分にいろいろとよくしてくれて，応援してきてくれたし，これから自分が父の面倒をみていこうと思っていた．自分が逆に父に介護してもらうことは考えられない．自分のことは自分でできるようになりたい．車椅子でも働けるところを探したい」という思いを聞いた．また，退院後は車椅子対応の市営住宅（トイレ環境：L字手すり・横手すり）に転居が決まっており，まずは重要度と緊急度ともに大切と思われるトイレ排泄の自立が優先課題と考えられた．

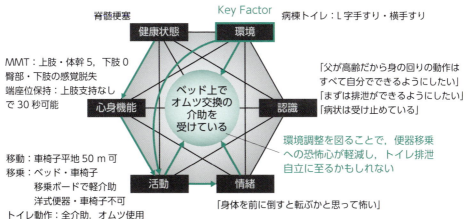

図 6-2 状況図(開始時)

課題の分析

1) 主体的な作業の実行状況

主体的な作業の実行状況:ベッド上でオムツ交換の介助を受けている

移乗の最大能力は移乗ボードで軽介助の状態であった.病棟トイレ環境はL字手すり・横手すりが設置されている環境(移乗ボード使用困難)であり,臀部・下肢の感覚脱失による便器移乗への恐怖心が聞かれ,排泄はオムツ交換(全介助)の状態であった.そのため,日中,車椅子乗車の機会はリハビリの機会のみという状況であった.

2) 状況図による分析(図 6-2)

主体的な作業の実行状況に関連する因子の情報を抽出し,矢印を用いて分析した時点の作業の実行状況と関連する因子間の相互作用を推定した.

- 状況図の解説:上肢・体幹の筋力は問題なかったが,脊髄梗塞のため,下肢の感覚は脱失,筋力は MMT 0(ゼロ)の状態であった.〈活動〉では,ベッド・車椅子の移乗は移乗ボードを使用して軽介助であった.〈環境〉では,病棟トイレは通常車椅子用個室トイレで,洋式便座,片側にL字手すり,反対側に横手すりという環境であり,便座への移乗は不可能であった.そのため,排泄はベッド上でオムツ交換をしてもらう状態であった.〈情緒〉では,上体を前に倒すと転ぶのではないかという恐怖が強く,実行状況にさらに影響を及ぼしていた.〈認識〉では,父親は高齢のため,身の回りの動作はすべて自分でできるようにしたい,まずは排泄ができるようにしたいとの思いが聞かれ,病状は受け

止めている状態であった.

3）Key Factor の設定

そこで Key Factor を〈環境〉に設定し，現状の能力で実施できる環境設定を行うことで病棟場面での排泄の実行状況を変化させられるのではないかと推測した．また，実際に行っていくことで移乗への恐怖心の軽減につながると考えた．

セラピー仮説の立案

1）「生活・人生の課題」からみた事例への寄り添い方

生活・人生の課題を「父の生活を支えながら自立したい」と設定したことから，自立を実感できる経験を積み重ねていくことが有効であると思われた．一方，不安が強くなると混乱しやすい傾向があると捉えたため，事例ができそうだと思える課題を設定し，十分に説明と確認をしながら進めるようにした．

2）「主体的な作業の実行状況」の期待される変化

障害程度から，〈能力〉の向上によってボトムアップで ADL の改善を図ることも可能ではあると推測したが，バランス練習のなかで，上体を前方に傾ける動作では強い恐怖を感じていた〈情緒〉．一方，〈環境〉を調整することで，できそうだという〈認識〉をもてて成功体験につながることで，〈情緒〉の恐怖心を和らげることができると推測した．また，事例の行いやすい環境で習熟を図ることで，動作の改善にもつながることを期待した．

3）OT 方針と目標

◆OT 方針

便器への移乗方法やトイレの環境を変更することで便器移乗の恐怖心を軽減し，自ら排泄できる方法をみつけることが優先課題と考えた．

◆OT 目標

- 長期目標：トイレ排泄自立．
- 短期目標：前方アプローチでの移乗方法にて脊髄損傷用トイレで排泄ができる．

◆リハビリテーション（チーム）目標との関連

段階づけた環境調整を図り，まずは頻度が高い排泄動作が獲得できることで，活動への自信がつき，生活・人生の課題に向けてさらに動機づけが図れると考えられた．

4）アプローチの立案

回復期リハビリテーション病棟のトイレは L 字手すり・横手すり環境であり，移乗の際にほぼ 90°の方向転換が必要となり，事例の能力では難易度が高かった．そのため，まずは移乗の難易度が低い前方アプローチでの便器移乗のほうが，獲得が早く，事例の恐怖心が軽減し，成功体験を得られるのではないかと考えた．

表6-1 経 過

段階			第1段階（入棟後～10日）	第2段階（15～28日）
作業遂行計画	調整・適合	環境	物的環境 ●脊髄損傷用トイレ	物的環境 ●L字手すりトイレ ●補高便座・太腿固定用ベルト使用 人的環境 ●1日2回のトイレ誘導
		機能		排便機能 ●薬剤コントロールの検討
	遂行		前方アプローチでの練習	平行アプローチでの練習
療法の結果	認識・情緒		恐怖の軽減（「このトイレだと怖くない」） 喜びの創出（「排便が自分でできた」）	安心感の創出（「この方法なら怖くない」）
	活動・参加の実行状況		排泄活動：中度介助 ●排便管理：中度介助 ●便器移乗：見守り	排泄活動：自立 ※太腿固定用ベルトのみ使用 ●排便管理：自立 ●便器移乗：自立

そこで，環境アプローチと学習アプローチを組み合わせて，回復期リハビリテーション病棟に設置してある脊髄損傷用トイレで練習を図り，病棟スタッフにも実際の様子をみてもらった．その後，能力の改善とともに次のように段階的に環境を変更した．

経 過（表6-1）

◆第1段階「便器移乗への恐怖心軽減を図った時期」入棟後～10日

脊髄損傷用トイレでの前方アプローチ，車椅子の座高やクッションの硬さを調整し，移乗の獲得を図った．「このトイレだと怖くない」「排便が自分でできた」と恐怖心が軽減，喜びの創出を認めた．

◆第2段階「退院後の環境も意識したトイレでの排泄動作獲得に向けた時期」15～28日

動作能力に応じて，環境を回復期リハビリテーション病棟のL字手すりトイレに変更し，補高便座と大腿固定用ベルトを使用し，1日2回のトイレ誘導を行った．また，排便障害に対しては，看護師と連携して薬剤コントロールを検討した．移乗方法を，車椅子と便座を平行に設置して移乗する平行アプローチで練習したことで，移乗・排泄動作が自立し，病棟場面でトイレ排泄自立に至った．

排泄自立に向けて取り組んだ脊髄損傷の事例　　97

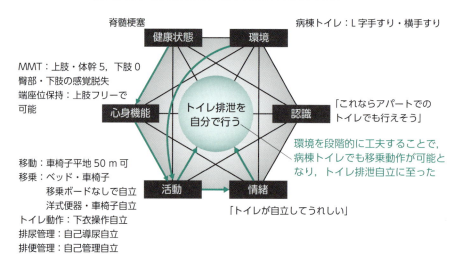

図 6-3 状況図（介入後）

結　果（状況図による分析）（図6-3）

- 状況図の解説：病棟場面での〈実行状況〉もトイレ排泄を自分で行うことができた．これは能力に応じた段階的な環境変更によって，〈活動〉も向上・拡大できた．さらに，〈活動〉が〈情緒〉〈認識〉にも影響を与え，「これならアパートでのトイレでも行えそう」と自信向上につながったと考えられた．

考　察

- 事例の動作能力に応じて，まずは難易度が低いとされる前方アプローチから練習を行い，脊髄損傷用トイレでの排泄導入を図ったことが，移乗の恐怖心軽減，自信につながったと考える．
- また，段階的にトイレ環境を変更させ，最終的には退院先の市営住宅と同様の環境下でトイレ排泄自立に至ったことが，「これならアパートでのトイレでも行えそう」との思いにつながり，生活・人生の課題に向けた動機づけや生活イメージ獲得につながったと考える．

> **Memo**
>
> 　事例は高齢の父親との二人暮らしであり，OTは意識的に事例の父親への思いを聞く機会を得る工夫をしています．そこで，「自立」を望む強い思いを理解することにつながりました．「若年の患者で今まで働いてきているから自立したいだろう」というだけでは根拠も薄い一方的な思い込みです．今までの作業と生活史を知ることで，生活・人生の課題を捉えることが可能になります．そうすると，開始時の実行状況である，ベッド上でオムツ交換の介助を受けながら，事例が何としてでもこの状況を変えたいと思っていたであろうことに寄り添うことができると思われます．
>
> 　一方で，動作練習中に，転倒するのではないかと強く恐怖を感じやすい傾向がみられました．ここでOTが意識しているのは，「これならできそうだ，できるかもしれない」と事例が感じられる課題を設定し，その課題を失敗させずに成功体験に結び付けることでした．
>
> 　確かに，統計的データでは，このレベルの脊髄損傷患者の自立可能なADLとして，教科書には洋式便座の使用は可能と書かれています．しかし，目の前の個別的な特性や背景をもつ一人のクライエントの状況理解なしには，実現できないのです．

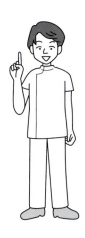

第6章 OPAT6 に基づく実践事例

2

主婦としての役割再獲得を目指した右片麻痺の事例

Key Factor **情緒**　　テーマ **成功体験の積み重ね**

要 旨

　事例は，回復期リハビリテーション病棟に転棟時，軽度の右片麻痺，注意障害を含む認知能力の低下を認め，ADL は監視から一部介助状態であった．転棟当初，チーム目標は自宅復帰，OT は ADL 自立を目標に介入していた．しかし，事例と接するなかで，病前は家事全般が事例の役割であったことから，「夫とともに自宅で生活しながら，家事を役割として担うこと」が事例にとって重要な生活・人生の課題であることを知った．家事のなかでも特に事例の希望であった，洗濯ができるようになることを目標に追加して介入を行った．入院中の洗濯動作は，洗濯日の忘れや，洗濯機操作や立位動作に介助を要し，主体的な作業の実行状況は「洗濯がうまく行えず自信がもてない」であり，事例は洗濯をすることに不安を抱えていた．セラピー仮説として，心身機能や能力の向上を図り，環境調整を行うことで，「できない」という〈認識〉や，不安という〈情緒〉が改善し，実行状況の変化につながると考えて介入を行った．結果，主体的な作業の実行状況は「入院生活のなかで自ら洗濯をする」に変化し，退院後も継続して行える見込みとなった．

事例プロフィール

1）基本情報

- 年代・性別：80歳代，女性．
- 診断名：脳梗塞（左放線冠）．
- 障害名：右片麻痺，高次脳機能障害，嚥下障害，構音障害．
- 既往歴：高血圧症，骨粗鬆症，変形性脊椎症．
- 発症からの経過：発症23日目で回復期リハビリテーション病棟に転棟した．転棟時の心身機能は中等度の右片麻痺，嚥下障害，構音障害，注意障害を含む認知能力の低下を認めた．ADLについて，食事は経管栄養で全介助，その他セルフケアは一部介助であった．コミュニケーションは，理解はよいが発話は短文程度で声量も少ない状態であった．作業療法では，まずADL自立を目標に，右片麻痺や認知能力など身体機能へのアプローチを行いつつ，更衣や排泄などセルフケアの練習を行った．転棟約60日目に屋内移動はT字杖歩行監視レベル，食事以外のセルフケアは監視から完全自立まで改善した．
- 生活歴（MSWより情報収集）：夫と賃貸住宅に二人で暮らしている．入院前のADLは自立．独歩にてADL・IADL自立．家事全般を担っており，自動車も運転して買い物に出かけていた．
- 事例の現在の生活に対する希望：「退院後は家に帰り，夫に迷惑をかけないように自分のことは自分でしたい」

2）作業や生活史についての情報収集（OT面接）

- 過去：二人兄弟の長女．20歳代で現在の夫と結婚し，男児を出産．出産後しばらくしてから非常勤（スーパー）の仕事をしており，70歳代まで勤めた．入院前は家事全般が事例の役割だった．新型コロナウイルス感染症の流行前は友人とゲートボールをしていたが，感染予防の観点から最近は行っていなかった．外出は夫とともに通院，買い物などの必要最低限のみであった．
- 現在：夫が一人で生活できているか心配しており，早く退院したいという思いがある．ただ，病前のようにできていないことも多く，退院してからの生活に不安がある．
- 将来：自宅にて夫と二人で生活する．自分のことを自分で行えることと，役割である家事は一部を事例が担えるようになる．

開始時の全体像：ICF（図6-4）

ICFの生活機能モデルを用いて，事例の全体像を整理した．

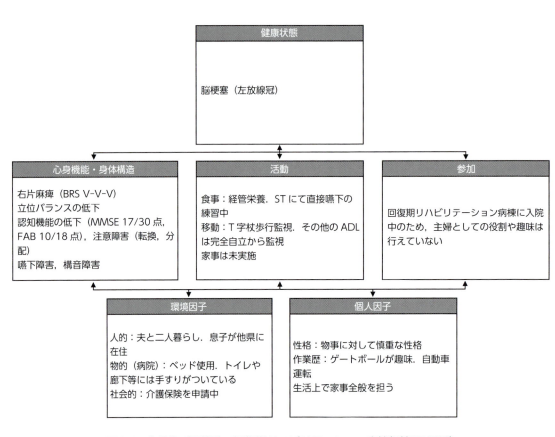

図 6-4　全体像（開始時：回復期リハビリテーション病棟転棟 57 日目）

| BRS：Brunnstrom Recovery Stage
| MMSE：Mini-Mental State Examination
| FAB：Frontal Assessment Battery

リハビリテーション（チーム）目標

　嚥下も含めて機能の向上によって日常生活が自立できるのではないかとの予後予測の下で，目標は「自宅復帰，病棟内 ADL の自立，また環境調整も含め一部家事動作自立」とした．

　チームとして，嚥下を含めて機能の向上によって，日常生活が自立できるのではないかと予後予測を行い，目標は 4 か月を目処に「自宅復帰，病棟内 ADL の自立，また，環境調整を行い一部家事の自立」とした．

課題の抽出（生活・人生の課題）

　生活・人生の課題：夫と生活をしながら，自分のことは自分で行い，そのなかで家事を行えるようになる

　事例にとって家事は自身の役割であったこと，「あの人（夫）は家事なんてやったことがない，ずっと私が世話をしてきた」「あの人が心配，早く元気になって家

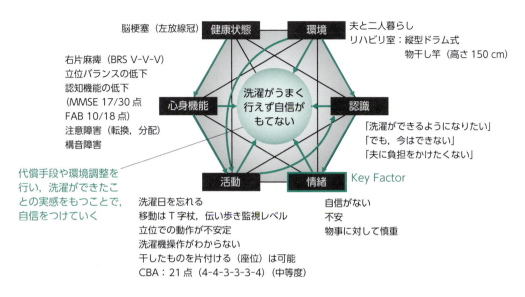

図6-5 状況図（開始時）

CBA：Cognitive-related Behavioral Assessment

に帰らなきゃ」等，現在自宅にて一人で生活している夫を気遣い心配している発言や，夫に会えない不安という様子が観察された．これらの様子から，「夫の世話，いわゆる家事を行うこと」は事例にとっての役割であり，夫を心配し，元気になって以前のように自立した生活をしたいという発言から，生活・人生の課題は「夫と生活をしながら，自分のことは自分で行い，そのなかで家事を行えるようになる」ことと設定した．

課題の分析

1）主体的な作業の実行状況

主体的な作業の実行状況：洗濯がうまく行えず自信がもてない

できるようになりたい家事の優先度を確認したところ，最も優先度が高い家事は「洗濯」であることがわかった．そのため，分析する作業遂行を「洗濯」とし，主体的な作業の実行状況は「洗濯がうまく行えず自信がもてない」とした．

2）状況図による分析（図6-5）

主体的な作業の実行状況に関連する因子の情報を抽出し，矢印を用いて分析した時点の作業の実行状況と関連する因子間の相互作用を推定した．

● 状況図の解説：上記の実行状況に留まっている影響や因子の作用を状況図によって分析した．〈活動〉は，洗濯日を忘れることや，伝い歩きはふらつきがみられ監視レベルであり，立位での動作が不安定，リハビリ室にある洗濯機の操

作がわからず迷う様子がみられたが，座位で干したものを片付けることは可能であった．それらの〈活動〉状況は〈健康状態〉である脳梗塞の後遺症として〈心身機能〉の運動麻痺，認知機能の影響があり，〈環境〉面では洗濯機の機能や，洗濯機から物干しまでの位置などが，洗濯機の操作がうまくできないことや，移動面の不安定さに作用していると考え，〈心身機能〉〈活動〉〈環境〉が実行状況に影響していると考えた．また，それらの〈活動〉状況や「夫と二人暮らし」という〈環境〉から，「できるようになりたいができない」という〈認識〉につながり，同時に洗濯に自信がないという不安〈情緒〉を生じていると考えた．よって，〈情緒〉〈認識〉についても実行状況に影響していると考えた．

3）Key Factor の設定

〈心身機能〉〈活動〉〈環境〉〈認識〉〈情緒〉の5つの因子が実行状況に影響を与えているが，主体性の回復のためには「自信がつく」という〈情緒〉が重要であると考えた．〈心身機能〉〈活動〉を向上させる練習や，〈環境〉調整などによって，「できない」から「できる」という〈認識〉，自信という〈情緒〉に変化することで，主体的に洗濯やそれに伴う練習が行えるようになると考えた．よって，現在の洗濯の実行状況に最も影響を与えているのは〈情緒〉と考え，Key Factor に設定した．

セラピー仮説の立案

1）「生活・人生の課題」からみた事例への寄り添い方

現在は入院中であり，ADL も完全に自立してはおらず，家事も行えていないため，洗濯に対しては不安や自信がないという情緒反応もみられた．また，夫に会えないこと，現在夫が1人で自宅にて生活できているのかという不安もあった．課題が解決することで，以前のように家事を役割としながら自宅にて夫と生活するという人生になると考えた．

上記のことから，OT では，事例の不安を傾聴しつつも，作業の段階や難易度を調整し，「できる」ことの経験を積み重ねることで，徐々に「自信」をもってもらえるような関わりをすることとした．

2）「主体的な作業の実行状況」の期待される変化

まずは事例が行いやすいように〈環境〉を調整し，洗濯に必要な〈活動〉ができるようになることで，〈情緒〉の不安や自信がないという因子が徐々にプラスの因子に変化すること．また調整された〈環境〉で洗濯が「できる」という〈認識〉に変化した段階で，次に自宅を想定した〈環境〉で〈活動〉ができるようになることで，主体的な作業の実行状況が「自信をもって入院中から洗濯を自立して行える」と変化するのではないかと考えた．

3）OT 方針と目標

チーム方針である「一部の家事動作自立」や，事例の役割の再獲得，家事のなかでも優先度の高い「洗濯」を行えるようになりたいという希望，また自宅退院後に自信をもって洗濯を行えるようになるために，OT 方針は「入院中に自ら洗濯を行える」とした．また，自信の回復のために，OT 目標は「①代償手段・調整された環境で入院中に自立して洗濯を行う」「②自宅を模した環境で入院中に自立して洗濯を行う」ことと設定した．

4）アプローチの立案

「自ら行う」という主体性の回復のためには，できる体験を重ねることが重要であるため，まずは洗濯が自立することを目的に以下のアプローチを検討した．
- 機能的アプローチ：立位バランス練習．
- 環境アプローチ：代償手段の検討（洗濯機操作の手順表，カレンダーの使用），環境調整（物干しの高さ調整，物の配置の変更）．
- 学習アプローチ：洗濯動作練習．

経　過

◆第 1 期「"代償手段・調整された環境で入院中に自立して洗濯を行う" ことを目標とした時期」57〜100 日

立位バランス練習など心身機能へのアプローチをはじめ，洗濯機操作を正しく行うための手順表や，洗濯日を忘れないためにカレンダーを使用するなどの代償手段の活用，移動しやすいように動線上の物の配置を変更すること，また PT にて移動の自立に向けた練習をすることで，不安定ながらも洗濯動作は可能となった．その際の認識は「洗濯はできたけどまだ十分じゃない」と変化し，情緒面ではまだ不安が残存していた．介入後半では洗濯動作は安定し，認識は「できるようになった」「ここではできたけど家でもできるかどうか」と変化し，情緒面では不安な表情が減少し徐々に自信がみられてきた．この頃の実行状況としては，洗濯日を事例自らが決め，週 2 回，OT と一緒に洗濯を行った．

◆第 2 期「"自宅を模した環境で入院中に自立して洗濯を行う" ことを目標とした時期」100〜117 日

日常生活上で洗濯が習慣化できたため，次に自宅でも継続して行えることを目的に，自宅環境に合わせた洗濯練習を開始した．自宅のベランダの物干しの高さが高く，事例が手を伸ばしても届かないことや，ベランダ開口部の段差昇降が不安定などの課題があったものの，事例の認識としては「外に干すのは難しいから中に干せばいい」や「自宅でもなんとかできそう」と問題解決に向けた発言や前向きな発言が聞かれ，情緒面も不安な表情はほぼみられなくなった．自宅でも行えるよう事例とともに自宅環境の調整や検討を行いながら週 2 回の洗濯を継続した．

主婦としての役割再獲得を目指した右片麻痺の事例　　105

生活・人生の課題：夫と生活をしながら，自分のことは自分で行い，そのなかで家事を行えるようになる

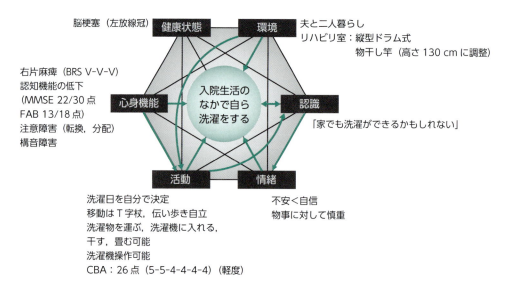

図 6-6 状況図（介入後）

結　果（状況図による分析）（図6-6）

- 状況図の解説：〈心身機能〉も向上し，自宅を想定した〈環境〉で洗濯動作は自立した．〈活動〉面である洗濯が自立したことで，「家でもできるかもしれない」という〈認識〉へと変化した．それら〈認識〉の変化から，〈情緒〉面は不安よりも自信が大きくなり，実行状況である「自ら洗濯をする」という主体的な様子に影響している．また，実行状況の日常的に洗濯を行ったということが，家でもできるかもしれないという〈認識〉や，自信という〈情緒〉に影響しているため，実行状況と〈認識〉〈情緒〉は双方向に影響し合っている．

考　察

- 第1期の入院中に洗濯日を事例自らが決めて洗濯練習を行えるようになったことについて，土井[1]によると「その人らしく生活するためには，対象者の生活機能に応じて環境を整え，対象者の主体性を引き出し活かすことが重要」と述べており，自信がなく，洗濯を行っていなかった事例に対して，洗濯を行いやすい環境を整え，洗濯練習を行ったことで，心身機能の向上や活動の向上にもつながった．また，洗濯が徐々にできるようになったことで，その体験を重ねたことが自信となり，自ら洗濯日を決めて洗濯をするという主体性の回復につ

ながったと考える.

- 第2期の自宅を模した環境にて，自宅でどのように行うかを考えながら洗濯を行えたことについて，相原ら[2]によると「達成段階に応じたプログラム提供による成功体験は，対象者が自分でできることが増える実感を得ることができ，自身の心身機能や生活能力に適応した具体的な退院後生活を想起するきっかけとなる」と述べており，第1期で洗濯ができるようになった体験や自信が，実生活を模した環境であっても，退院後にどのように行うとうまくいくかを考えながら洗濯を行うきっかけになったと考える.

- 事例は回復期リハビリテーション病棟入院中のため，「夫と生活をしながら，自分のことは自分で行い，そのなかで家事を行えるようになる」ことという生活・人生の課題の解決には至っていない．ただ，現在入院生活のなかで自ら洗濯をするという実行状況が課題解決に向けての段階の一つであり，今後は退院後に事例の生活のなかで役割として活かせるようにフォローアップしていくことが重要であると考える.

文　献

1) 土井勝幸：作業療法士は作業を使わなくなったのか．臨床作業療法 NOVA 17(4)：9-12，2020.
2) 相原彩香，谷村厚子：脳卒中患者が回復期病棟入院中に抱く退院後生活の認識の変容プロセス―複線径路等至性アプローチの分析から―．作業療法 41(3)：285-293，2022.

Memo

　当初，OT は ADL 自立を目標に訓練を進めていました．回復期リハビリテーション病棟転棟直後は ADL がほぼ全介助の状態でしたが，1 か月間の集中的な訓練によって目覚ましい改善がみられました．チーム目標に一部家事動作自立という内容が加わり，OT は改めて事例の生活を意識的に捉える必要性を察知しました.

　現状では，わが国の回復期リハビリテーション病棟には，高齢女性の入院患者が多く，もし十分に情報収集を行って，人となりを捉えることができないと，「高齢女性患者」というパターンに当てはめて捉えてしまい，どちらかといえば，介護度の高い生活を想定してしまうかもしれません．それに対し，状況図を作成する過程で，OT は対象者の「生活・人生の課題」を検討し，対象者の作業や生活史の情報収集に基づき，その人の生活や人生のテーマを見出すことができます．そのなかで作業の意味を問います．なぜ洗濯の優先度が高いのか，ここでもう一つ注目したいのは，〈情緒〉を Key Factor に設定する意図です．人の心理や情緒は，その人が置かれている状況に影響を受けます．そして，情緒の混乱や低下は作業遂行を大きく阻害します．事例が自ら洗濯をする自信を取り戻すことは，この人が自立して生活するために最も重要なことだったのではないでしょうか.

第6章 OPAT6に基づく実践事例

3

患手の疼痛恐怖を克服し着替えが可能になった橈骨遠位端骨折の事例

Key Factor **認識**　　　テーマ **疼痛コントロールと ADL**

要 旨

　自宅で転倒し，左橈骨遠位端骨折を呈した70歳代の女性を，外来作業療法で担当した．事例はもともと内向的で不安が強い性格であった．介入当初から疼痛が生じるのではないかといった不安から関節運動への恐怖心が強く，治らないのではないかといった漠然とした不安があった．ADL のなかでも着替えができないことを最も気にしており，夫には迷惑をかけたくないとの思いがあった．そのため，主体的な作業の実行状況を「自分好みの衣服を着用していない」とし，包括的に評価したうえで，〈認識〉を Key Factor に設定した．事例は，関節可動域が改善していても患手が使えないという〈認識〉を強めて更衣が困難となっていたが，恐怖心や不安に対する受容的態度と肯定的なフィードバックを用いて，前向きな認識へと変容させたことで更衣動作の獲得に至った．

事例プロフィール

1）基本情報
- 年代・性別：70 歳代，女性．
- 居住環境：戸建て住宅．夫と二人暮らし．
- 診断名：左橈骨遠位端骨折．
- 合併症：特になし．

- ●障害名：左手指・手関節・前腕の関節可動域制限，筋力低下．
- ●既往歴：特になし．
- ●現病歴と経過：

　X 日に自宅で転倒し，左橈骨遠位端骨折を呈した．X＋5 日にプレート固定術を施行され，X＋28 日に外来作業療法が開始された．当初から関節運動への恐怖心が強く，治らないのではないかと漠然とした不安を抱いていた．機能訓練の実施によって，左手関節掌背屈制限は重度から中等度となり，橈尺屈と前腕回内外の制限はほぼ消失したが，左手指・手関節の痛みのため，生活動作での左手の参加頻度は少なく，更衣は伸縮性がある係の服を借用してかろうじて自立している状況であった．

　X＋110 日頃から左手指の関節可動域が悪化し，左手指の痛みも増悪した．それによって，作業療法時に涙をみせることもあり，落ち込んでいる様子が窺えた．そのため，作業療法計画の見直しを行った．

- ●生活歴：独歩にて ADL・IADL 自立．専業主婦で家事全般を担っており，自動車を運転して買い物も実施していた．
- ●事例の現在の生活に対する希望：「痛みが怖くて手が使えない」「左手が良くなってほしい」「できるだけ夫には迷惑をかけたくない」

2）作業や生活史についての情報収集（OT 面接）

- ●過去：もともと内向的で不安が強い性格であり，他者と関わることを得意としなかった．他者と一緒に行う活動よりも自分一人で行う活動を好んでいたようである．趣味は布製マスク作り，古着のリメイク，DIY（木工）．
- ●現在：左橈骨遠位端骨折によって，手指・手関節・前腕の関節可動域制限と同部位の筋力低下や，左手の使用時や運動時に強い痛みが出現したことで，関節を動かすこと・動かされることへの恐怖心が強く，治らないのではないかという漠然とした不安を生じていた．ADL は全般的にかろうじて自立していたが，上衣の更衣に制限をきたし，左手の生活での参加頻度は減少していた．着替えなどの ADL や左手の使用ができないのは痛みのせいだといった破局的思考が窺えた．
- ●将来：夫を気にかけ，迷惑をかけず生活を送れるようになりたいという要望が強い．左手が良くなってほしいという思いがある．

破局的思考 ✐
破局とは事が敗れた局面のことだが，破局的思考とは，物事がますます悪くなり改善の道はないと結論付けるような考え方．

計画見直し時の全体像：ICF（図6-7）

ICF の生活機能モデルを用いて，事例の全体像を整理した．

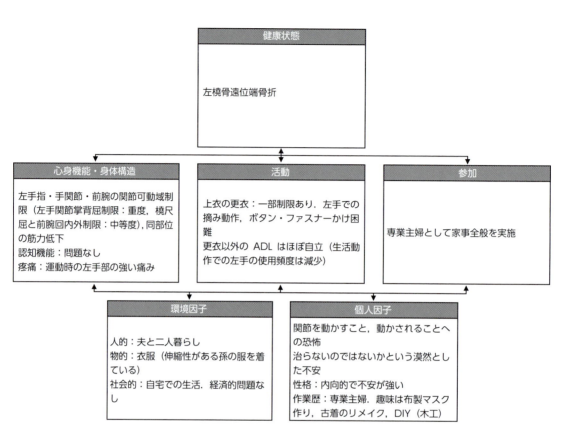

図 6-7　全体像（計画見直し時：X＋110 日）

リハビリテーション目標

　主治医とのカンファレンス（X＋110 日頃）にて再度手術の実施を含めリハビリテーションの方針を検討した．その結果，痛みの緩和と関節可動域の改善のため外来リハビリテーションを継続となった．

課題の抽出（生活・人生の課題）

　生活・人生の課題：ファッションへの興味を回復し好みの服を着て出かけたい
　関節可動域の悪化や痛みの増悪などの機能面の低下がみられたタイミングということもあり，事例にとっての重要な作業について再検討することとし，会話のなかで，事例にとって重要な作業について聴取した．事例からは上衣の着替えに関していろいろな訴えがあった．深く話を聴取すると，20 歳代の頃から現在に至るまでファッションが好きであること，結婚してからは好きな衣服を着て出かけることが日々の生活のなかでの唯一の楽しみであったことが把握できた．

生活・人生の課題：ファッションへの興味を回復し好みの服を着て出かけたい

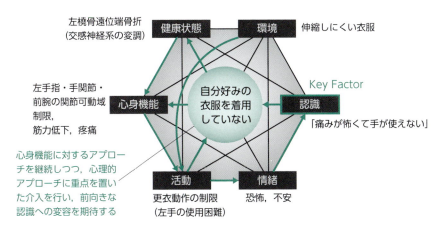

図6-8　状況図（計画見直し時：X＋110日）

　これらの話から，事例は着替えに対して特別な思い入れがあり，事例にとって着替えとは一般的な更衣の枠を超えて，自分の好きな服を着ることができるという生活や人生を考えるうえで，とても価値のある大切なことであると把握した．そして，事例の生活・人生の課題は，ファッションへの興味を回復し好みの服を着て出かけたいことと考えた．

課題の分析

1）主体的な作業の実行状況

主体的な作業の実行状況：自分好みの衣服を着用していない

　できるだけ夫には迷惑をかけたくないといった思いから，夫の援助を受けずに行えることに意味があると考え，事例との話し合いのうえで，最も重要な課題を「更衣」に設定した．そして，その主体的な作業の実行状況は，「自分好みの衣服を着用していない」という状況であった．

2）状況図による分析（図6-8）

　主体的な作業の実行状況に関連する因子の情報を抽出し，矢印を用いて分析した時点の作業の実行状況と関連する因子間の相互作用を推定した．
●状況図の解説：
①痛みを起点とした悪循環
　課題となっている「更衣」においては，衣服の着脱に左手を使用していないことで，事例が今まで着用していた衣服は伸縮しにくいものが多い〈環境〉などの着用できる衣服に制約を受け，自分好みの身なりを整えられていない状況がある．この状況の原因には，左手を使うことが困難なことによる更衣動作の制限〈活動〉

が考えられた．そして，この制限の原因には左手の疼痛〈心身機能〉が上げられ，これが実行状況の根本的な要因であると推察した．この疼痛は，その過敏性から橈骨遠位端骨折を誘因とする左手部の交感神経系の変調の可能性〈健康状態〉があり，左手の不動状態によって増悪していることも考えられた．これらの因子間の作用は疼痛を起点とした悪循環を生じ，骨折治癒後の疼痛悪化と左手の不使用状態〈活動〉を引き起こしていたと推察された．

②認識を起点とした悪循環

左手の疼痛による更衣活動の制限〈活動〉は，事例の〈情緒〉に作用し，活動することに対する恐怖心や不安を招いたと考えられた．その〈情緒〉反応は「痛みが怖くて手が使えない」という〈認識〉を生じさせ，更衣において左手を使う行為を心理的に阻害していたと考える．日常的な左手の不使用〈活動〉は，前述した痛みの悪循環を助長し，結果的にネガティブな〈認識〉を強化する状況を生み出していたと考えられた．これらの作用も全体的に悪循環となっており，その起点は〈認識〉にあると思われた．

3）Key Factor の設定

主体的な作業の実行状況として課題となっている「更衣」には，疼痛〈心身機能〉と〈認識〉の2つの因子が大きく作用していると考えられた．関節可動域などの〈心身機能〉においては，受傷日や手術日から時間が経っており，著明な改善が得られない可能性も考えられたが，〈認識〉は，不安が強い性格であることや「痛みが怖くて手が使えない」という思い込みが影響していること，そして，他者にあまり心を開かないが，担当 OT との信頼関係は構築されていたことを考慮すると，会話のなかで自然とアプローチを行える〈認識〉のほうが作業遂行によって変化が期待でき，その変化が"認識を起点とした悪循環"に作用し，課題を効果的に改善させるという仮説を立案した．

たとえ心身機能の改善がみられても，認識が変化しないかぎり，人の行動が創発されることはなく，実行状況の変化は起こらないと考える．〈心身機能〉への介入は継続して行いながらも，心理的アプローチに重点を置いた介入とすることがより効果的であると考えた．

以上のことから，〈認識〉を変えることで，実行状況を変化させ，それが他の因子へも影響を与えるという仮説に基づき，〈認識〉を Key Factor とした作業療法を行うことを計画した．

セラピー仮説の立案

1）「生活・人生の課題」からみた事例への寄り添い方

「痛みが怖くて手が使えない」といった思い込みや破局的思考によって，左手を使用することへの恐怖や不安に陥り，ファッションを楽しむ余裕を失った事例に

対して，心身機能への介入のみならず，安心感の提供や思い込みの除去，認識を変化させるための心理的アプローチも進める．

2)「主体的な作業の実行状況」の期待される変化

「痛みが怖くて手が使えない」といった〈認識〉を変えることで，左手を使用することへの抵抗感を減らし，かつ更衣に対しての消極性と恐怖心を減らす．その結果，左手を動かすことや使用することへの恐怖心を減少させ，更衣に対しては積極的となり，恐怖心もなくなる．その変化が成功体験となり，事例は更衣ができることを認識し，気持ちも前向きとなり，生活全般の活動性が向上する．また，不動状態であった左手が使用されることで，手指の筋の滑走性や血流の改善が図られ，心身機能にも好循環をもたらす．

3) OT 方針と目標

◆OT 方針

恐怖や不安を伴う〈認識〉を改善させるためのアプローチを行う．〈心身機能〉へのアプローチも継続する．

◆OT 目標

自分好みの服を使用した更衣が自立する．

4) アプローチの立案

◆学習アプローチ

● ADL 動作（更衣など）の指導．

◆心理的アプローチ

●病態の正しい理解のための説明

手を動かすことへの恐怖・不安といったことに対して，正しい病態の説明を行い，恐怖心や不安感〈情緒〉の軽減を図る．

●傾聴と承認

時折聞かれる不安や気分の落ち込み〈情緒〉を減らし，前向きな思考を獲得するため，会話のなかで傾聴と承認を行い，事例が自分自身を認められるようになることを目指す．

●行動変容のコーチング（「私」を主語としたフィードバックメッセージの使用など）

コーチングの主観的フィードバックを用いて，「痛みが怖くて手が使えない」という思い込みの要素に対して，物事の視点の変換の促進を図り，実際には，痛みがあっても左手は使用できるといった〈認識〉の獲得を目指す．

◆機能的アプローチ

●物理療法（渦流浴，ホットパック），関節可動域運動（左手指，手関節，前腕），自主運動指導．

コーチング

教えることやアドバイスをするのではなく，相手の訴えを傾聴し，問いかけによって相手の気づきを促すことで問題解決を図る対人支援技法のことを指す．OJT（On-the-Job Training, 現場教育）の方法としてよく用いられる．

フィードバックメッセージ

コーチングにおいて，相手のより適切な現状認識を促すために，メッセージを返すことをいう．

主観的フィードバック

主観的フィードバックは聞き手がどう受け取ったか，どう感じたかを「私は○○と感じた」のように私を主語にして返すことをいう．「I（アイ）メッセージ」ともいう．相手からすれば，「あなたはこうすべきだ」と言われると否定的に感じるが，I メッセージを聞くと，共感的に受け取りやすく，また，自分のことを客観的に捉える視点が得られやすい．

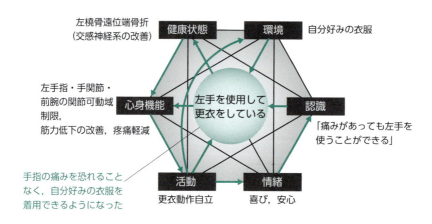

図6-9 状況図（介入後：X＋195日）

経　過

　X＋110日から病態の正しい理解のための説明を行い，事例の気持ちを傾聴し，その状況に対して受容的態度で臨んだことによって，徐々に「左手は使えそうだ」という認識へと変化がみられはじめた．

　そこで，X＋160日からは実際的な物品の操作練習を追加し，その動作に対する肯定的なフィードバックを行い，自己効力感や意欲の向上を図った．そして，自分が着たい衣服についても自分で着替えができるように実際的な練習へとつないでいった．その過程においても，ときどき不安を表すことがあったが，その際には発言に対する傾聴と承認などを行い，前向きな気持ちになれるように支援した．

結　果（状況図による分析）（図6-9）

- 状況図の解説：左手部の関節可動域や筋力に大きな改善は認められなかったが，左手の疼痛は軽減した．それによって，動作的な困難さは残存するも自宅生活におけるADLは自立した．また，その生活における左手の使用頻度が増加し，痛みの悪化に対する恐怖心や不安はほとんどみられなくなった．実際に更衣方法の指導等の更衣練習も行い，当初は着用できる衣服に制約があったが，自分が着たいと思う衣服を着用することができるようになり，更衣における満足度も向上した．

考 察

- セラピー仮説では Key Factor を〈認識〉とし，それを起点とする疼痛や活動制限の悪循環の改善を図った．その〈認識〉へのアプローチは，事例の恐怖心や不安に対する受容的態度と肯定的なフィードバックを用いて，前向きな〈認識〉へと変容させ，左手を使用した更衣活動の促進を行った．〈認識〉という1つの因子であっても，それが全体に及ぼす影響は大きく，事例の課題に最も大きな作用を及ぼす因子であったと考える．

- 運動器疾患患者の場合，その障害の捉え方が運動機能に偏りがちとなり，そのアプローチも関節可動域や筋力に焦点を当てたものとなることが多い．しかし，患者の日常生活を阻害している本質的な原因が運動機能にあるのではなく，心理的なものに起因している場合もある．日常生活や仕事などの障害因子を適切に捉え，その主要な課題を包括的に分析することは，運動器疾患であっても大切である．

- 事例は手が使えないと強く思い込んでいたが，事例が受け容れられる具体的な手の使い方を説明し，段階的かつ実際的に課題作業を遂行していくことで，その作業経験が事例の〈情緒〉や〈認識〉に作用し，変化を与えたと考える．そして，その変化が他の因子に連鎖的に作用し，主体性のある作業遂行の好循環を生んだと考えられた．

- 外来作業療法では時間的制約もあり，対象者の生活状況を十分に評価するのが難しい現状がある．しかし，対象者の課題となる作業に焦点を当て，その要因を多角的に分析することで，対象者の全体像を包括的に捉えることができ，効果的な作業療法を実施することができると思われる．このような作業療法実践は，運動器疾患分野においても強く求められることであると考える．

Memo

　事例は，転倒によって橈骨遠位端骨折を生じて，手術療法が行われ，受傷1か月後からは外来作業療法を実施していました．もともとの性格特性から不安が強く，痛みには過敏な傾向があったようです．受傷4か月頃から受傷側手指の関節可動域の悪化と抑うつ状態がみられました．そのため，担当OTは介入方針を見直さざるを得なくなりました．事例にとって，手関節の骨折は生活と人生を大きく変えてしまいました．疼痛や更衣や家事の困難さは生活全般に影響を及ぼし，よくなる見通しをもつことができずにいたのです．

　OTはさまざまな疾患に随伴した疼痛を伴う対象者に関わることが多くあります．辻下らは，運動と作業活動を組み合わせた作業療法は疼痛への囚われから患者を解き放つ可能性があるとし，疼痛患者に対する作業療法の意義に触れています[1]．また，疼痛による苦悩を患った対象者に対するナラティブ・アプローチを活用した作業療法の報告[2]もあります．また，慢性疼痛に対する認知行動療法の研究[3]も進んでいます．いずれにしても，対象者の状態像を包括的に捉えることが求められます．

　事例は，身体的疼痛や精神的苦痛のほかに，自分らしい装いができないという苦しみ（これをスピリチュアルペインといいます）がありました．前者の疼痛だけでなく，作業に焦点を当てることで後者の苦しみにも焦点を当てることができました．限られた外来作業療法の時間のなかで，対象者の全体像を捉えるために，OPAT6が有効に活用されました．

ナラティブ・アプローチ

臨床心理学のアプローチ方法の1つ．社会現象の捉え方に唯一の正解などはなく，その人が状況理解のために用いている物語（ドミナント・ストーリー）に対して，それに代わる本来その人の生き方や希望に近い新しい物語（オルタナティブ・ストーリー）を見出そうとする．

文　献

1) 辻下守弘，永田昌美，甲田宗嗣，鶴見隆正，川村博文：疼痛を有する対象者の包括的理学療法．理学療法ジャーナル42(2)：113-121, 2008.
2) 江端健治，山田　孝，小林法一：大腿骨骨頭壊死により人工骨頭全置換術を受けた事例に対するナラティブ・アプローチ．作業行動研究 8(1/2)：30-34, 2004.
3) 沖田　実，松原貴子：ペインリハビリテーション入門．三輪書店，2019，pp.87-91.

| 第6章 | OPAT6 に基づく実践事例 |

4

生活の自己管理に取り組んだ
重度記憶障害の事例

Key Factor 情緒　　　**テーマ** セルフマネジメント

要　旨

　回復期リハビリテーション病棟で低酸素脳症後に重度エピソード記憶の低下を呈した女性を担当した．病前は既往に筋原線維性ミオパチーを患っていたが，社会生活は自立し，息子と暮らしていた．事例は息子に対し，親として責任感が強かった．その一方で，記憶障害によって自分自身の置かれている状況の理解ができなかった．自分自身のことも他者に確認が必要なため，不安を強め，メモの強迫的使用を生じていた．退院後に母親の役割を担うために，入院の初期から中期にかけて「生活の自己管理」という主体的な作業の実行状況に着目した．〈情緒〉を Key Factor に設定し，訴えの傾聴と不安を受容し，寄り添うことを主軸に介入した．その結果，メモの効果的な使用が可能となり，時間に合わせた行動や，内服を含めた病棟生活上の予定管理を獲得できた．

事例プロフィール

1）基本情報
● 年代・性別：50 歳代，女性.
● 診断名：低酸素脳症.
● 障害名：高次脳機能障害，ADL 障害.
● 既往歴：筋原線維性ミオパチー（X−2 年）.

- 発症からの経過：意識消失後，人工肺・人工呼吸器を用い，X＋27日にペースメーカー埋め込み術を施行．X＋48日に回復期リハビリテーション病棟へ入院．
- 生活歴（MSWより情報収集）：夫とは離婚（時期不明）しており，長男と二人暮らし．長女は県外在住．X−2年より筋原線維性ミオパチーで通院し，筋力低下があり階段や床移乗に支持物が必要だが，ADL・IADLは自立していた．近くの喫茶店で勤めていたが，コロナ禍で失職，再就職に向けて取り組んでいた．家計は貯蓄と息子の援助にてやりくりをしていた．居住環境は市営住宅の2階．
- 事例の現在の生活に対する希望：「物忘れを少しでも良くしたい」「息子に迷惑をかけず元の生活を送りたい」

2）作業や生活史についての情報収集（OT面接）

- 過去：両親弟と四人暮らし．母親は精神的な不安定さがあり，長女であった事例が家族のために自分がやらなければいけないと思い，家事など率先し行っていた．結婚後，弟夫婦が両親と敷地内同居をしていたが，今まで自分が家を支えてきたという気持ちがあり，定期的に気にかけるなど献身的な面もあったが，神経質となりやすかった．
- 現在：子どもは社会人だが，20歳代であり，母親としてまだ支えていく必要があると責任感が強い．
- 将来：家庭や子ども第一で生活を組み立て，事例自身が家族を支えてきたという自負があり，今後も家族の負担にならず，安心して生活を送ることへの要望がある．

開始時の全体像：ICF（図6-10）

ICFの生活機能モデルを用いて，事例の全体像を整理した．

リハビリテーション（チーム）目標

予後予測として，記憶障害は残存する可能性が高いが，知的機能は保たれており，記憶障害によって生活に影響が出ている事実を理解しているため，代償手段を獲得することによって生活の一部自立が見込まれた．そのため，以下のリハビリテーション目標が設定された．

- 記憶の代償手段の検討と生活支援における福祉サービスを用いながらADL・IADL獲得．
- 入院予想期間3か月程度．

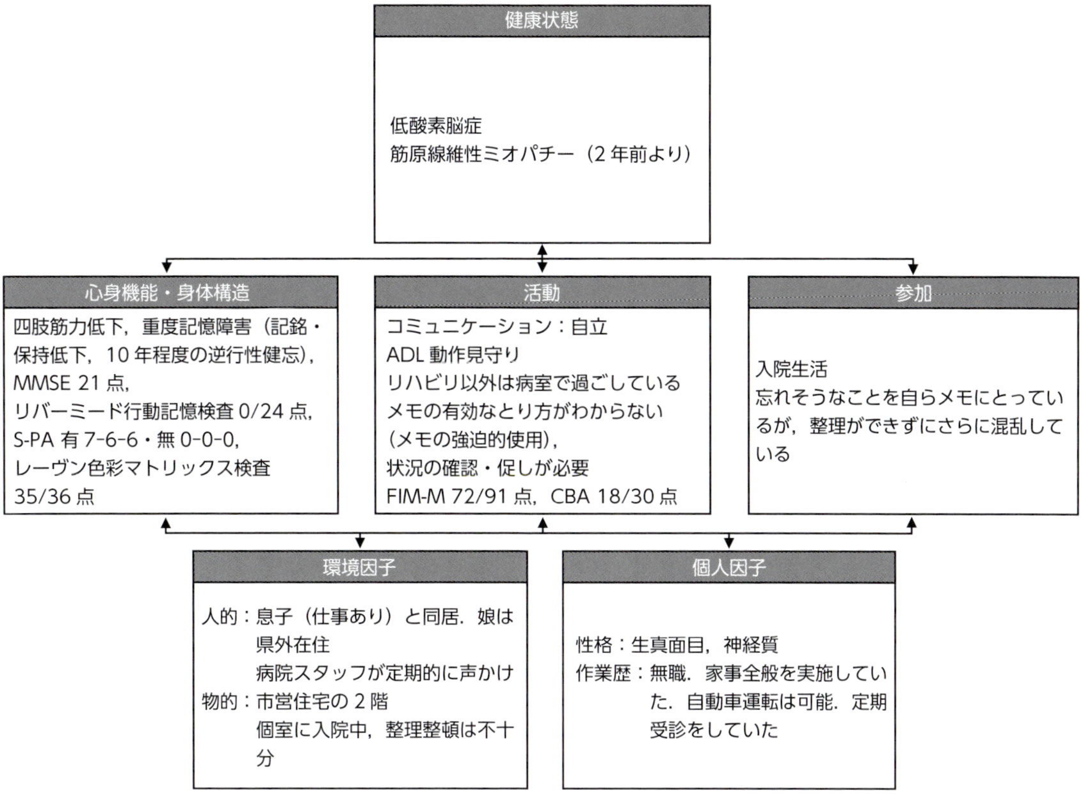

健康状態

低酸素脳症
筋原線維性ミオパチー（2年前より）

心身機能・身体構造

四肢筋力低下，重度記憶障害（記銘・保持低下，10年程度の逆行性健忘），
MMSE 21点，
リバーミード行動記憶検査 0/24点，
S-PA 有7-6-6・無0-0-0，
レーヴン色彩マトリックス検査
35/36点

活動

コミュニケーション：自立
ADL 動作見守り
リハビリ以外は病室で過ごしている
メモの有効なとり方がわからない
（メモの強迫的使用），
状況の確認・促しが必要
FIM-M 72/91点，CBA 18/30点

参加

入院生活
忘れそうなことを自らメモにとっているが，整理ができずにさらに混乱している

環境因子

人的：息子（仕事あり）と同居．娘は県外在住
　　　病院スタッフが定期的に声かけ
物的：市営住宅の2階
　　　個室に入院中，整理整頓は不十分

個人因子

性格：生真面目，神経質
作業歴：無職．家事全般を実施していた．自動車運転は可能．定期受診をしていた

図 6-10　全体像（開始時）

S-PA：Standard verbal paired-associate learning test

課題の抽出（生活・人生の課題）

生活・人生の課題：母親として家族が安心し社会生活を送れるように支える

　母親1人で子ども第一にして子ども2人を育て，筋原線維性ミオパチーを患ってからも仕事は辞めず生計を立ててきた．事例の訴えの言葉の端々からも家族（息子）への負担を口にすることが多く，迷惑をかけていることを気にしていた．OT面接においても，聴取内容に家族の話題が多く，自分自身のことよりも家族のことを優先していた．生い立ちでも家族に対して献身的な姿勢があり，常に想いの中心に家族があると捉え，家族内の役割を課題として挙げた．

課題の分析

1）主体的な作業の実行状況

主体的な作業の実行状況：メモを強迫的に使用するがかえって混乱しスタッフに確認をしている

生活の自己管理に取り組んだ重度記憶障害の事例　119

入院理由や少し前に言われたことを覚えていない等，記憶障害への認識はあり，現状がわからないことへの不安はかなり強かった．一刻も早く自分のことができるようにならないといけないという焦燥感もあった．生活場面では忘れそうなことすべてをメモに書き出していたが，メモ内容の整理ができておらず，書いたメモを確認するたびに内容が思い出せず，さらに混乱を強めている印象を受けた．入院の初期から中期にかけて「生活の自己管理」という作業に着目し，実行状況を設定した．

2）状況図による分析（図6-11）

　主体的な作業の実行状況に関連する因子の情報を抽出し，矢印を用いて分析した時点の作業の実行状況と関連する因子間の相互作用を推定した．

- 状況図の解説：メモを強迫的に使用するが，かえって混乱しスタッフに確認している〈実行状況〉であった．これは，忘れることや家族に迷惑をかけてしまう〈認識〉ことや，不安や焦りが強い〈情緒〉影響と思われた．その背景には，低酸素脳症後〈健康状態〉による逆行性健忘症を伴う重度記憶障害〈心身機能〉を呈していた．また，忘れることに対してメモをとる行動につながっているが，メモ内容の整理ができていない〈環境〉ため，メモの有効なとり方がわからず，状況確認や他者からの促しが必要な状況〈活動〉へとつながっていることが推測された．

3）Key Factor の設定

　記憶障害によって状況理解ができない不安や，一刻も早く自分のことができるようにならないといけないという焦りによって強迫的な使用につながっていた．そのため，メモ帳の整理〈環境〉を調整したとしてもそれだけではメモ帳を十分使いこなすことができず，介入効果は限局的だと思われた．それに対して，不安や焦り〈情緒〉に変化が得られれば，メモ内容の調整〈環境〉に合わせ，必要に応じたメモの活用〈活動〉や実行状況の変化となり，在宅復帰に向けた代償手段を主体的に検討できると考えて，〈情緒〉を Key Factor とした．

セラピー仮説の立案

1）「生活・人生の課題」からみた事例への寄り添い方

　事例は，母親の役割を全うすることに対して責任感を感じていたが，記憶障害によって自身の周辺のことがままならず，病院スタッフだけでなく息子にも心配や迷惑をかけていると自責感をもっていた．

　OT は，母親の役割の再獲得を目指すことを事例と共通認識として共有するようにし，まずは自身の状況の把握と当日の予定管理から段階的に提案することとした．

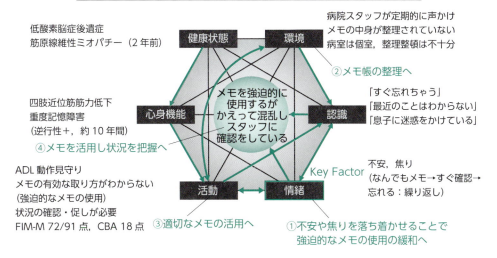

図 6-11　状況図（開始時）

2)「主体的な作業の実行状況」の期待される変化

生活の自己管理を目指すためには，記憶障害に対する正しい認識と代償手段の活用が重要であったが，まず〈情緒〉を安定させることで強迫的なメモの使用の緩和〈活動〉を図り，その後にメモ帳の記載方法の整理〈環境〉を行い，適切なメモの活用〈活動〉を促すことで，自己にてメモを活用し状況を把握することができると考えた．

3) OT方針と目標

◆OT方針

不安の軽減する方法と記憶の代償手段を確立し，退院後のIADLの獲得を図り，母親としての役割を目指す．

◆OT目標

- 長期目標：代償手段を用いてADL・IADL獲得（母親としての役割獲得）．
- 短期目標：病棟生活の自己管理ができる．

◆リハビリテーション（チーム）目標との関連

単に記憶障害への代償手段の獲得に向けたリハビリではなく，生活・人生の課題（母親としての役割を担うことができない）を解決するための動機づけを含め，OTの方針を設定し，短期・長期目標を立案した．

4) アプローチの立案

事例が落ち着いて目の前の状況を整理する機会をつくることが重要であったため，OTは事例の不安や焦りを共感し考えを肯定するといった「心理的アプローチ」を中心に進めることとした．

また，並行して，事例の不安や焦りから生じる書き込みたい内容を聴取しながらメモ帳の内容の整理を行う「環境アプローチ」と実場面での活用を促す「作業

遂行アプローチ」へと展開し，主体的な実行状況を在宅復帰に向けた取り組みへ変化させていくことを狙った．

経　過

◆第1期「不安の受容と解消方法を検討した時期」X＋49～70日

OTは事例の不安によるメモの強迫的使用を受容し，書くことを止めず落ち着ける記載方法を一緒に検討した．メモに付箋を用い，予定/出来事/重要なことに分類，内容の整理ができるように誘導した結果，メモでその日の予定を把握できた．

◆第2期「限られた生活で自信をもてた時期」X＋71～85日

メモにいったんの落ち着きはあったが，情報の取捨選択ができず焦りや混乱を認めた．OTは傾聴とともに，メモ量の多さの気づきと事例の解決思考への援助を心がけ，メモに要否のチェック欄を設けた．その結果，メモ確認時間の減少，自室環境を整理する〈情緒〉の余裕を認めた．

◆第3期「生活管理を目指した時期」X＋86～100日

内服管理と時間に合わせた行動の新規課題への自己解決ができず混乱を強めた．OTは繰り返しの訴えも受容し，適宜解決方法を確認し肯定した．メモ記載の色を自分の考え/他者から依頼されたこと/過去の事象で思い出したことに分け，内服カレンダーを用いた．その結果，内服を含めた予定管理が可能になった．

結　果（状況図による分析）（図6-12）

● 状況図の解説：〈実行状況〉は自らメモ帳を活用し病棟生活は自立となった．これは低酸素脳症後〈健康状態〉の記憶障害は残存していた〈心身機能〉が，不安を助長させている要因へ気づきの促しによって，メモがあれば何とか生活ができる〈認識〉につながり，落ち着き，自ら考える姿勢〈情緒〉となったことの影響が強く，また，不安を軽減させるためにメモの記載方法を整理〈環境〉し，記憶の代償手段としてのメモを活用することで行動記憶が部分的に把握できるようになった〈活動〉ためであると考えられた．

考　察

● 事例の状況としては，病前情報によると性格・気質から神経質な一面があった．また，生活のなかで子どもとの生活を安心して過ごしたいとの思いが強い

生活・人生の課題：母親として家族が安心し社会生活を送れるように支える

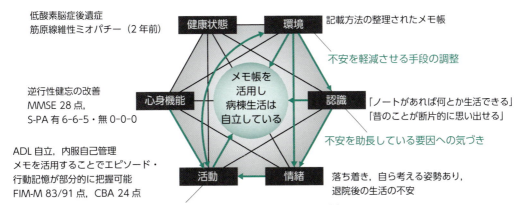

図6-12 状況図（介入後）

反面，低酸素脳症後の記憶障害による不安や焦りはとても強く，メモの強迫的使用へつながっていた．しかし，重度記憶障害を呈しながらも知的機能は高く，記憶障害の認識はあった．不安や焦りから本来もっている認知能力を発揮することができていないと考えた．

- 事例の性格や思いを考慮し，訴えの傾聴と受容するカウンセリングを進めた．治療者側から一方的に提供するのではなく，事例の気持ちを具体的にしていくことで，事例が自分自身の状況を俯瞰して捉えることや，不安の解消方法を一緒に検討することが最も重要な関わりのポイントであったと考えられる．
- また，カウンセリング後の分析結果と，メモの積極的な活用といった利点を用い，記憶障害の補完方法まで結びつけることでメモの効果的な活用ができ，病棟生活の自己管理へ至った．この自己解決の促進と成功体験によって退院後生活に対して前向きな姿勢へ切り替えることができ，退院後生活に向けた足がかりとすることができたと考える．
- Key Factorを〈情緒〉に設定し，早期から対象者の状況に寄り添ったことで，対象者の情緒反応によって抑制されていた潜在的な能力を引き出すことができ，主体的な作業の実現へつなげることができたものと考えられる．

> **Memo**
>
> 　ここでは，開始時の主体的な作業の実行状況を「メモを強迫的に使用するがかえって混乱しスタッフに確認をしている」と設定しました．記憶障害に対する病識があり，外的補助手段であるメモを活用する行動はありますが，適切に使用できていませんでした．ただ，担当OTはそうした生活場面での行動上の問題だけでなく，本人の認識と情緒の部分に着目しました．その結果，事例の生活場面での作業遂行の状況を外見的にだけでなく，事例自身の捉え方も含めて見ることになりました．また，事例のこれまでの作業や生活史の情報から，家庭を支えることに強い思いを抱き，若い一人息子が独り立ちするまで母親として支えたいという願いを知り，生活・人生の課題にあげたことで，母親の役割の再獲得というセラピー仮説になっています．回復期リハビリテーションの作業療法ではここまで対象者を見ないと作業遂行を変えるにはつながらないと思います．

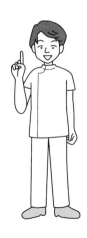

第6章 OPAT6 に基づく実践事例

5

寝たきりになっても人生の最期まで楽しみを得られた末期がんの事例

Key Factor **環境**　　　テーマ **環境調整，家族支援**

要　旨

　訪問リハビリテーションにて，がんの再発のため，在宅での看取り方向となった 80 歳代の女性を担当した．事例は，もともと園芸が趣味であったが，脳梗塞によって介助歩行レベルとなっても，家族が育てた玄関のプランターに植えられた花を眺めるため，居室のある 2 階から階段を降り，それを眺めるのを楽しみとしていた．しかし，がん再発後は意識障害が出現し，徐々にその機会が減り，遂にはベッド上から離れることがなく，楽しみのない生活となっていた．

　最期をどこで，どう迎えるのかについて，事例と家族の意思を踏まえて協議するなかで，訪問診療医や訪問看護師等で構成された在宅チームでの目標を「全身状態を管理し，本人・家族の望む最期を迎える」こととし，在宅で看取ることとなった．そこで，事例の趣味であった「園芸や花を観る」という作業に再注目し，〈環境〉を Key Factor に設定して，具体的な目標計画を立てて介入した．その結果，リハビリ介入時の限定ではあるが，徐々に離床機会を得ることにつながり，亡くなる 2 か月前に，近くの公園での花見が実現し，最期まで楽しみのある生活を送ることができた．

事例プロフィール

1）基本情報

● 年代・性別：80歳代，女性．

● 診断名：原発不明末期がん Stage 4，多発肺・骨転移．

● 併存症：高血圧，2型糖尿病，慢性心不全．

● 既往歴：脳梗塞（3年前），乳がん（8年前）．

● 発症からの経過：

8年前に乳がん（左乳房切除），3年前に脳梗塞（左放線冠）を発症．療養生活を送っていたが，食欲不振，呼吸苦が徐々に進行．精査したところ，両側肺等にStage 4のがんがみつかった．

脳梗塞後は，右半身に中等度の麻痺が残存したため，介助歩行レベルの生活を余儀なくされ，長男夫婦の介護によって生活していた．介護保険は要介護4であり，訪問看護（看護師が週1回，PT・STが週1回ずつ．途中でリハビリは終了），通所リハビリテーション（週2回）を利用していた．しかし，全身状態が悪化し，末期がん診断前後では，酸素0.5～1.0 L持続投与の下，ベッド上でほぼ全介助となり，訪問診療，訪問看護（看護師が週2回，PT・OT・STが週1回ずつ），訪問入浴（週2回），福祉用具を利用した生活となっていた．

● 生活歴：長男夫婦との三人暮らし．長女・次女が近隣在住．次女は現状を理解して協力的だが，長女は現実が受け入れられず自宅への訪問なし．家屋は2階建て持ち家．居室は2階．階段には昇降機設置．玄関先には3段の段差あり．

● 事例の現在の生活に対する希望：「入院したくない」「住み慣れた自宅でゆっくりと楽しく過ごしたい」

2）作業や生活史についての情報収集（OT面接）

● 過去：若いころから園芸が好きで，庭で花を育て，季節の移り変わりや自宅の庭を彩ることを楽しんでいた．脳梗塞発症後は，家族が育てた玄関のプランターにある花を観ることを日課としていた．

● 現在：居室が2階であり，階段に昇降機は付いていたものの，全身状態が不安定であるために訪問診療を利用し，2階で過ごすのみの生活を送っていたことで，徐々に花を観る機会はなくなっている．

● 将来：家族は事例の残された時間を大切にしたい思いがあり，「入院したくない」「住み慣れた自宅でゆっくりと楽しく過ごしたい」といった本人の希望に寄り添う姿勢をみせていた．

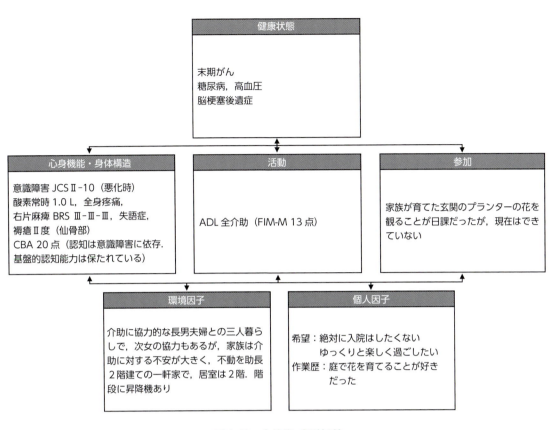

図 6-13　全体像（開始時）

JCS：Japan Coma Scale

基盤的認知能力
意識・注意・記憶・感情からなる脳活動の基礎的な能力のことであり，言語能力，行為能力，空間性能力，知覚性認知能力の基盤になると考えられている．

開始時の全体像：ICF（図 6-13）

ICF の生活機能モデルを用いて，事例の全体像を整理した．

チーム目標

- チーム構成：訪問診療医師，ケアマネジャー，訪問看護師・療法士，家族．
- 目標：最期まで楽しみのある生活を送る．
- 理由：看取り方法については家族内にも迷いがあるものの，本人の意思を尊重したいという思いが強い．

　チームとしては，全身状態管理が最優先ではあるが，本人・家族が納得した最期を迎えるにあたり，少しでも精神的に安定するために，楽しみの提供を考えていくことを目標とした．

課題の抽出（生活・人生の課題）

生活・人生の課題：園芸を通した楽しみのある生活を送ることができていない

覚醒がしっかりしている際には，窓の外を眺め，季節のことや自身が育てていた花のことを気にかけるなど，園芸は本人にとっての生きがいのひとつであった．また，家族も余命が長くないなか，本人のために何かしてあげたいとの思いもあり，時折，庭のプランターを居室まで持ってくるなど，園芸を通して，家族の絆が保たれている様子であった．そこで，本人・家族の生活・人生の課題としてあげた．

課題の分析

1）主体的な作業の実行状況

主体的な作業の実行状況：2階で園芸に携われない生活をしている

事例は，脳梗塞によって介助歩行レベルとなっても，家族が育てた玄関のプランターに植えられた花を眺めるため，居室のある2階から階段を降り，それを眺めるのを楽しみとしていた．

しかし，がん再発後は意識障害が出現したため，徐々にその機会が減り，遂にはベッド上から離れることができなくなっている．そのことによって，生活空間である2階から1階へ移動することができず，園芸に携わることのできない生活となっていた．

2）状況図による分析（図6-14）

主体的な作業の実行状況に関連する因子の情報を抽出し，矢印を用いて分析した時点の作業の実行状況と関連する因子間の相互作用を推定した．

● 状況図の解説：意識障害，酸素投与 1.0 L，右片麻痺，全身疼痛〈心身機能〉等によって，ADL はほぼ全介助〈活動〉となっていた．家族は協力的であったが，介助への不安が大きく，過度に不動となっている〈環境〉ことで，〈心身機能〉〈活動〉に対して悪影響となっている様子が窺えた．また，本人・家族共に，自宅で過ごしたい・過ごさせてあげたい〈情緒〉という思いがある一方で，いずれ訪れる死を受け入れなければならないジレンマと戦っており〈認識〉，少しでも楽しみのある生活を送ることに対して，どう行動してよいか，何ができるのかを考え，「園芸を通した楽しみのある生活」を実施する心理的な余裕がない状況であった〈環境〉．結果的に，2階で過ごしているために園芸に携わる生活を送ることができず〈実行状況〉，本人にとって楽しみのある生活が失われている状況となっていた．

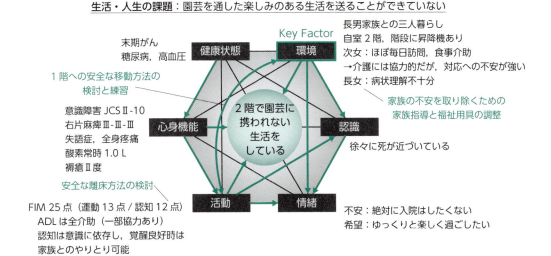

図6-14 状況図（開始時）

3）Key Factor の設定

がん末期である以上，〈活動〉の低下は避けられず，〈心身機能〉の維持が最優先となる．しかし，まずは家族の不安を取り除き，安全な離床～1階までの移動～園芸と携わることのできる生活を可能としていくために，〈環境〉を Key Factor として介入することで，家族も含めた〈情緒〉〈認識〉の改善等につなげることとした．

セラピー仮説の立案

1）「生活・人生の課題」からみた事例への寄り添い方

「園芸を通した楽しみのある生活を送ることができていない」という課題に対して，1階に行き，庭の草木を眺めるという楽しみを達成するために，本人の全身状態管理や対応方法への関わり，家族の介助方法や環境面への工夫から，それを可能とするような寄り添いを実施する．

2）「主体的な作業の実行状況」の期待される変化

1階までの家族による移動が可能となることが庭の草木を眺める機会を得ることにつながり，園芸と携わることで生きることへのモチベーションの確保につながる．

また，移動を可能とする過程が，本人の安楽な生活の確保と，家族の不安や負担軽減につながることになると期待される．

そして，時期が合い，本人の全身状態が整えば，毎年実施していた近くの公園の桜を観に行くことにつなげていけるのではないかと考えていた．

3）OT方針と目標

◆OT方針

本人・家族の思いに寄り添い，本人の楽しみである園芸のある生活を段階的に獲得する．

◆OT目標

●一次目標：1階までの移動を可能とし，園芸に携わることのできる生活を獲得する．

●二次目標：近くの公園に桜を観に行く．

なお，二次目標に関しては，家族からの「タイミングが合えば，ここまでできればいいな」という思いを据え，一次目標の過程のなかで検討するということで合意を得た．

◆チーム目標との関連

訪問診療医・看護師による全身状態管理の下，自宅内外の移動を可能とすることで，最期まで楽しみのある生活につなげることを目指し，OTの一次目標・二次目標を立案した．

4）アプローチの立案（表6-2）

本人の楽しみを「園芸に携わること」として，1階へと移動して花を観ることから，最終目標である近所の公園まで到達するためには，まず，［医学的・保健的アプローチ］として，訪問診療医や訪問看護師と連絡をとり，収縮期血圧 80 mmHg 以下でギャッジアップ中止とする基準を確認した．

そのうえで，［作業遂行アプローチ］として，実際に花を観るために，第I期をベッド離床から1階への移動として，姿勢調整の介助指導などによって，訪問中に観察された能力が日常でも可能な限り実践してもらえるように，本人への声かけや介助の直接指導を実施した．併せて，ベッドや車椅子などの環境調整への工夫（必要な用具の導入等）の［環境アプローチ］を利用し，本人・家族の心理的な不安の解消に対してもアプローチを実施する［心理的アプローチ］を行うことを考えた．

また，その過程で，近くの公園に桜を観に行くことを現実的に考えられる状況となったことから，それを第II期として，第I期同様の支援をするようにした．

経　過

まず，全般的な介助への不安がある家族に対して，ベッド上のポジショニング指導や体位交換等の日常から実施できる活動から指導し，ベッドギャッジ 70°でバイタルが安定していることを確認したうえで，車椅子への離床を開始した．

2週後には最大で15分程度可能となり，昇降機を利用して1階へと移動し，玄関先のプランターを観ることができるようになった．この頃から，本人・家族共

表6-2 アプローチ計画と方法

経過ステージ OT方針			第Ⅰ期 目標：1階までの移動を可能にする	第Ⅱ期（2か月〜終了） 近くの公園に桜を観に行く
作業療法計画	環境調整	人（スタッフ以外）	●長男・妻への介助指導（ポジショニング，体位交換，食事）	●訪問診療医と屋外へ出ることへの相談 ●家族に屋外へ出るリスクを伝達し，理解を得る
		物	●福祉用具の提案（移動可能な酸素キット利用）	● full flat になるリクライニング車椅子レンタル
		社会	●次女への働きかけ ●他サービスへの情報提供と相談	●次女への働きかけ ●他サービスへの情報提供と相談
	作業遂行	活動（学習）	●ベッドギャッジアップも利用し，座位時間延長 ●発声による覚醒向上と耐久性維持	●疼痛の少ない移乗方法の検討と実践 ●座位耐久性の維持
		認識（心理）	●身体状況の把握と具体的な対応の提案	●身体状況の把握と具体的な対応の提案
		情緒（心理）	●不安の緩和と，楽しみの提案	●不安の緩和と，楽しみの提案
		参加（適応）	● 1階までの移動を再開し，玄関先の花を観る ●音楽に合わせて声を出すようにする	●屋外へ出て，桜を眺める
	チームマネジメント		●介入後のポジショニング徹底	●急変時対応の確認

に離床への意欲が増し，家族からは「桜を一緒に観るまでがんばって生きよう！」との声かけが聞かれるようになった．また，食事を車椅子で摂取したいとの希望も出たことから，家族へ指導を実施し，バイタル等の条件付きで離床するようになり，週に2回は1階へと降りる生活を獲得した．

さらに2週経過後には30分程度の離床が可能となり，桜の開花が近づいてきたため，近所の公園へと行く意思を本人・家族に確認した．前向きな発言が得られたことから，訪問診療医へと相談し，適宜バイタルを測定のうえで外出の許可を得た．フルリクライニングの車椅子を賃借して，玄関先はOTとPT，長男で車椅子を持ち上げて屋外へと出る計画を立てた．

当日，まだ肌寒さの残る薄曇りの春，本人と長男夫婦と共に数か月ぶりに屋外へと外出した．近所の公園へ向かい，満開の桜の下で，30分と短時間ではあったが，最期の家族での花見を楽しむことができた．

結　果（状況図による分析）（図6-15）

●状況図の解説：呼吸苦の訴えは一時的に改善したが，全身状態としては悪化

寝たきりになっても人生の最期まで楽しみを得られた末期がんの事例

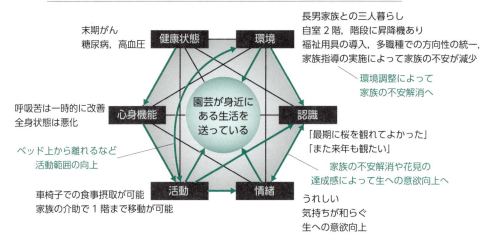

図 6-15 状況図（介入後）

〈心身機能〉傾向であった．しかし，家族支援や多職種協働，福祉用具等の導入〈環境〉をすることで，家族の不安軽減につながり，車椅子での食事摂取や1階へと移動してプランターの花を観るなど〈活動〉，園芸が身近にある生活を送ることができるようになった〈実行状況〉．また，活動範囲が拡がったことで，本人自身の意欲向上にもつながり，最終的に花見という楽しみが得られたことによって，「また来年も観たい」といった，生への意欲向上にもつながった〈認識〉〈情緒〉．

考察

- 末期がんで寝たきりとなり，自宅での看取りを選択した事例において，本人・家族，医師・看護師・リハビリテーションスタッフを中心とした多職種協働で共有した「最期まで楽しみのある生活がしたい」というチーム目標を決定した．
- チームの一員として，OTの介入では，病前の趣味や参加状況を踏まえたうえで，家族への介助指導や福祉用具導入による〈環境〉に対するアプローチを段階的に実施した．
- 結果として，意識障害や酸素投与が必要な状況にあっても，毎年大切にしてきた家族での花見の実現に至り，家族の介助不安の軽減や，本人の〈認識〉の変化，「生」への意欲の向上につながった．
- 在宅での看取りにおいて，「生」を実感するためのQOLの存在は重要であるが，本人の病状悪化や気力の低下，家族の肉体的・精神的な負担や不安が大きく，本人が望む生活を送ることは困難となっていくケースは多い．そのような状況において，OTの役割は，本人・家族の思いを大切にし，病前から親しみのある

活動などを多角的に分析しながら，少しでも「生」を実感しながら最期を迎えられる手助けをすることではないだろうかと考えられた．

Memo

　事例は，高齢期の最晩年の時期に，脳梗塞となって療養生活を送っていたところ，進行がんの再発が発見されました．がん患者の進行は，それまで体力や機能が保たれている場合は，ほぼ通常に近い生活を送ることができ，最期の1か月を過ぎた時期から，急激な低下を示すことが多いとされています．しかし，事例の場合，高齢で，すでに脳梗塞のため介護を主体とした状態だったため，生活レベルの低下がさらに進行したようです．

　また，協力的な長男夫婦と同居し，かなり家族間の心理的な距離も近いと思われ，介護者である長男夫婦や次女も，本人の身を案ずるあまり，活動状態の低下に拍車をかけています．そして，長男夫婦や次女も事例と残された時間をどのように生活したいかについて，よく考えられないままになっていたと思われます．

　訪問療法士は，そうした家族も含めた全体像を状況図によって捉え，チームでの意思統一を図っていきました．事例に楽しみがない生活とは，本人にとって意味のある作業が行えなくなっており，自分で選択し決定し経験する作業がなくなっている状態を意味していました．作業におけるスピリチュアリティは，この作業をしているときに私らしくいられるという作業的同一性が危ぶまれているときに，一層，必要性が出てくるように思われます．

　廃用状態が進んで，体力の低下が著しく，階段昇降機を使用して1階に降りるという外出実現へのステップも困難になっていた状態から，本人や家族と目標を明確にし，本人や家族を含めたチームの力で，外出し，桜を観ることを通じて，「最期まで本人らしく生活する」ことが実現されました．終末期医療では，医学的ケアとともに，本人と家族を含めた人生のケアが必要とされます．それは作業療法の視点そのものです．

Column
コラム

OPAT 6と他の作業療法の理論や ツールを併用すること

　昨今，作業療法の複数の理論やツールを併用することの利点と限界が指摘されるようになっています．複数の理論やツールを併用することによって，単一の理論やツールでは得られなかった情報が収集できたり，説明がしやすくなったりします．ただし，理論やツールを併用する際には，その理論のレベルや範囲を理解したうえで使用することが望ましいです．

　作業療法の理論やモデルのうち，実際の臨床実践に用いるものには「大理論」「中理論」「実践理論（プロセスモデル）」があります（この分け方も1つだけではありません）．

大理論

　人間作業モデル（Model of Human Occupation：MOHO），カナダモデルなどの大理論は，広く作業療法の目標やクライエント理解のための概念などを扱うものです．

　人間作業モデルは，人は作業を通じて探索，有能性，達成の段階を経験し，作業有能性（私には〇〇の能力があると感じる）と作業同一性（私は〇〇の作業を行うことで自分らしさを実感できる）によって作業適応の状態に至ることを目指します．作業に対する意志（動機づけ）を重視しています．作業参加の状態〔人間作業モデルスクリーニングツール（Model of Human Occupation Screening Tool：MOHOST）等〕や，クライエントと作業療法目標を検討し協業するための評価〔作業に関する自己評価（Occupational Self Assessment：OSA）〕，観察による作業への動機づけの評価〔意志質問紙（Volitional Questionnaire：VQ）〕など，さまざまな評価法があります．

　カナダモデルは，クライエント中心の実践を通して作業の可能化，さらに作業的公正を目指すモデルです．カナダモデルの代表的なモデルに，作業遂行と結びつきのカナダモデル（Canadian Model of Occupational Performance and Engagement：CMOP-E）があり，クライエントを人・環境・作業で捉え，特に，クライエントのスピリチュアリティ（その人の生きる核となる部分）を提示しています．カナダ作業遂行測定（Canadian Occupational Performance Measure：COPM）はクライエントの作業遂行の程度を測定するのに非常に適しています．

中理論

　作業遂行のための認知オリエンテーション（Cognitive Orientation to daily Occupational Performance：CO-OP），感覚統合理論，認知能力障害モデル，作業適応理論などの中理論は，比較的幅広い範囲を扱いますが，作業療法の全範囲ではありません．

実践理論（プロセスモデル）

　生活行為向上マネジメント（Management Tool for Daily Life Performance : MTDLP），作業療法介入プロセスモデル（Occupational Therapy Intervention Process Model : OTIPM），作業遂行6因子分析ツール（Occupational Performance Analysis Tool with 6 Factors : OPAT6）などの実践理論（プロセスモデル）は，作業療法の実践的な進め方（プロセス）を示す理論です．

　生活行為向上マネジメント（MTDLP）は，クライエントにとって目的や価値をもつ生活行為の向上のために，作業の方法や環境調整を通じて「できる」ことを実感してもらい，満足感や健康を取り戻すことを目指しています．MTDLP は支援に関わるチーム全体でのマネジメントサイクルによって解決を図るものであり，OT には，本人や家族や支援者を含めたマネジメントに関わることが求められます．

　作業療法介入プロセスモデル（OTIPM）は，クライエントが実際の環境や文脈のなかで作業を行うために介入を行う，作業ができるようになることそのものを扱います．作業遂行には運動技能，プロセス技能，社会交流技能が必要となり，AMPS（Assessment of Motor and Process Skills）という評価法は運動技能とプロセス技能を観察評価し，作業遂行の質やレベルについての情報をもたらしてくれます．

　作業遂行6因子分析ツール（OPAT6）は，クライエントの生活・人生の課題と結び付いた主体的な作業の実行状況（実行状況）という状況を，〈健康状態〉〈心身機能〉〈活動〉〈環境〉〈認識〉〈情緒〉の6因子との作用によって分析するものです．そして，実行状況の変化についてのセラピー仮説を立てて，実行状況に最も影響を及ぼしている因子に変化をもたらすアプローチを中心に介入計画を立てて実施します．

　このなかで，特に OPAT6 を用いる利点には，①主体的な作業の実行状況というクライエントが動機づけられて自身の意味や価値のある作業に取り組む状況を作業療法のメインテーマとすること，②実行状況をスピード感をもって可視化した分析が行えること，③実行状況に変化をもたらすアプローチを決めやすいこと，があります．

　OPAT6 と他の作業療法の理論やツールとの併用は次のようなものが考えられます．

　クライエントのより長期的な生活や人生の変化を考慮し，動機づけの根幹につながるクライエント理解を行うことや作業の意味や価値を検討したりすることには，MOHO やカナダモデルなどの大理論を併用する意義が高いと思われます．

　次に，OPAT6 と MTDLP や OTIPM といった実践理論（プロセスモデル）を直接併用することはなかなか難しいです．その理由は，それらの作業療法プロセス（進め方）と区別がつかなくなるからです．一方で，MTDLP シートでアセスメントやプラン立案を進める際に，〈心身機能〉〈活動〉〈環境〉などの相互作用をより明確に捉えるために状況図を併用すると非常にわかりやすくなるという使い方はあります．OTIPM でも同様の併用は可能です．

　また，これが最も使いやすい併用の方法と考えられますが，OPAT6 に基づいて作業療法を進める際に，情報収集のために他の理論に基づいて開発された評価ツールを併用することです．クライエン

トにとって意味や価値をもつ作業とその作業ニーズ*を知るために，OSA，COPM，作業選択意思決定支援ソフト（Aid for Decision-making in Occupation Choice：ADOC），興味・関心チェックシートといったものを用いることができます．クライエントの日課を知るために作業質問紙（Occupational Questionnaire：OQ）を用いることもできます．クライエントに与える環境の影響を知るために包括的環境要因調査票（Comprehensive Environmental Questionnaire：CEQ）を用いることもできます．

そして，OPAT6に基づく作業療法を行うにあたって，その効果を明らかにするには，いくつかの評価を使うことが奨められます．

---

*作業ニーズ：人が生きていくために必要な基本的なニーズの1つとして，作業ニーズがあるとされてきました．この点から，作業を行う能力を促進することは，その人の人生の意味を充実させ，健康を促進することとなります．

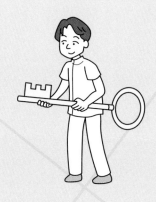

付 録

人生物語作成シート
状況図シート

人生物語作成シート ver.1.4

ID＿＿＿＿＿　年齢＿＿＿＿＿　記入日＿＿＿年＿＿＿月＿＿＿日　記入者＿＿＿＿＿

クライエントの心理社会的援助を行うには，ライフストーリーを通じた共感的理解が有用です．今までの作業や生活史から，今後の生活イメージをクライエントと豊かに共有することを目指します．本人の語り，重要な他者の語り，得ている情報等を総動員し，クライエントの人生物語を作成します．最良のポジティブな物語を描き出します．

第1部：過去の生活

記入する内容例：①対象者の方のこれまでの人生・生き方・生活信条，②障害を持つ以前の生活習慣，③行っていた作業・役割，④家族・人付き合い，⑤人柄やその人らしさ

第2部：現在の生活

記入する内容例：①普段どんなことを考えて過ごしているか，②リハ・OT への取り組み，③自らの障害に対する思い，④対人交流の状況，家族との関わり

第3部：将来の生活

記入する内容例：①今後の生活のイメージ，②どんな生活・人生を送るようになって欲しいと考えるか

支援方針の検討（人生物語に基づくクライエントへの関わり方，選択や決定の機会の提供，どのような人として生きてきて，生きていきたいのか）

本シートの無断での転載，内容の改変などを禁じます（2015.2/2017.4/2024.8 Koji Kobayashi）

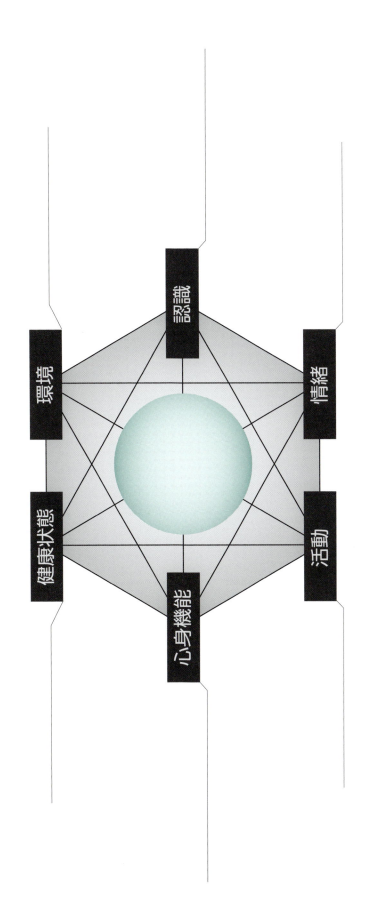

おわりに

「誰にでも作業はあるのに，作業を説明できない」「作業療法の効果をがんばって出せているのに，"作業療法は何？"と聞かれても答えられない」，そんなもやもやを抱えているOTがたくさんいるのではないでしょうか．私もその一人でした．

この本は，作業遂行6因子分析ツール（OPAT6）研究会の設立メンバーで毎月，夜遅くまで話し合って作り上げた作業療法への思いと情熱の結晶です．この本をお読みくださった皆さんは，私たちの提案するOPAT6を用いた作業療法をどのようにお感じになられたでしょうか．

私たちの挑戦の始まりは2021年夏のある夜でした．「OTは作業をもっと追求して，患者さんのリハビリテーションのために何をすべきか，他職種に提案してほしい！」「OTはもっと自信をもって活躍してほしい！」という言語聴覚士の森田秋子さんの声かけで，やわたメディカルセンターの理学療法士の後藤伸介さんが考案し，所属施設のOTの皆さんが用いていた六角形の図を臨床で活用できないかと紹介していただきました．続いて，事例を用いて検討することになり，後藤さんと森田さんの所属施設や愛知県のOTの皆さんがこの図を用いて事例をまとめ発表し合いました．ここには言語聴覚士の春原則子さんにも加わっていただきました．すると，作業の問題がどこにあるのか，作業療法をどう進めたのかがとてもわかりやすく，メンバーでイメージを共有して語り合うことができました．

さらに，新たなメンバーを加え，多様な時期・対象での事例検討を進めるにあたり，この図を用いてクライエントの作業遂行に焦点を当てることにしました．このことから作業遂行6因子分析ツール（Occupational Performance Analysis Tool with 6 Factors：OPAT6）と命名し，小林幸治さんの呼びかけで2022年5月に本研究会を発足しました．

そこからはワクワクが止まらない！　と言いたいところですが，苦しい長い長い時を過ごすことになりました（きっと，楽しくもあったはずです）．この図が何を示しているのか，それぞれの因子に何が入るのか，なんと命名するのか，誰にでもわかりやすく，また，その活用において再現性を高めるために，一つひとつの事柄を定義付け，特徴や関係性，そして，作業療法の手順を説明する必要がありました．それでも，真ん中の丸に入る"主体的な作業の実行状況"はどう表記すべきか，〈認識〉と〈情緒〉との違いは何か，矢印をどう引くのか，Key Factorはどうやって決めるのか，クライエントを中心とした作業療法のプロセスはどうあるべきか，このツールは後輩育成に役立つのか…　す

べてが「何？」「ナニ？」「なに？」の連続で，メンバーの事例や臨床現場を通じて検証もしました．このような問いかけや確認を行きつ戻りつ，繰り返し繰り返し，やっとこの本が完成したのです．正に，メンバー全員で暗黙知から形式知を生み出す作業でした．

　OPAT6，なかでも状況図は，"主体的な作業の実行状況"を捉えて分析する枠組みであり，クライエントの作業の課題を見出し，治療戦略を立案しやすくしてくれます．そして，クライエント中心の作業療法とするためには，OPAT6を用いて，どのように作業療法を展開すべきなのか，私たちの臨床をとことん見つめ直して，あるべきそのプロセスをこの本では説明いたしました．

　"作業療法のArt & Science"，創造と科学．作業療法は科学を拠り所にクライエントとともに創り出すものです．"プロセス"は，物事を変化へと導きます．私たちは，OPAT6を活用した，このプロセスを基軸として，作業療法の実践を積み重ねていきます．作業療法は，人々の幸福と福祉に寄与し，笑顔を増やすことができます．もっと，作業療法の世界が拓けて深まるように，その可能性を信じてワクワクを倍増させながら，作業療法を語り合っていきたいと思います．以上が，これまでの，そして，これからの私たちのプロセス，"物語"です．

　この本を完成させた今，通過点にやっと辿り着いたように感じています．コーヒーを味わいながら，来た道とこれから行く道を眺めているような気持ちです．この通過点に辿り着くことができたのも，OPAT6の原型を考案し提供してくださった後藤伸介さん，執筆が進むように激励してくださった森田秋子さん，温かく見守ってくださった春原則子さん，そして，これまで開催してきたOPAT6の講習会にご参加いただいたり，実践で活用してくださっている方々のおかげです．深く感謝申し上げます．

　私たちには，もっと語り合って明らかにしたい作業療法があります．一緒に，作業療法を探求しませんか？　私たちOPAT6研究会は，いつでも扉を開けて，皆さんをお待ちしています！

2024年8月

作業遂行6因子分析ツール研究会
副会長　坂田祥子

索　引

和　文

あ
厚い理解　12, 49
アプローチ　43, 64

い
医学的・保健的アプローチ　46
医学モデル　10, 23, 30
生きがい　128
意思決定　68
意味のある作業　15, 83
インフォームド・コンセント　68

う
運動能力　45

お
思い　23, 81

か
回復期前期　75, 77
回復期中期　75, 81
回復期後期　75, 84
回復期フォローアップ期　75
回復期リハビリテーション　72
外来作業療法　108
関わりの質　88
学習アプローチ　45, 78
過去　37, 51
可視化　25
家族支援　125
課題の抽出　57

か
課題の分析　61
価値　23
活気の回復　87
活動　28, 39
カナダモデル　134
環境　28, 39, 92, 125
環境アプローチ　45, 79, 84
環境因子　84
環境調整　125
観察　17
がんばってしている ADL　78
関連因子　61

き
記憶障害　117
機能的アプローチ　46, 78
機能的自立度評価表　80
基本的アプローチ　45
共同意思決定　43, 64, 68
恐怖心　95, 108
興味・関心チェックシート　136

く
クライエント中心　10, 12
クライエントの見方　20
クライエントの理解　15

け
経験　15
健康状態　28, 39
現在　37, 51
顕在化　82

こ
合意形成　27
効果の確認　64
好循環　115
行動変容　113
コーチング　113
国際生活機能分類　22

さ
再評価　47, 64
作業がもつ力　72
作業質問紙　136
作業遂行　2, 12, 15, 48, 77
作業遂行アプローチ　45, 83
作業遂行 6 因子分析ツールのプロセス　35
作業選択意思決定支援ソフト　136
作業的環境　45
作業的生活史　16, 37
作業的存在　9, 37, 41, 48
作業的同一性　133
作業ニーズ　136
作業におけるスピリチュアリティ　13
作業の意味　107
作業の実行状況　15, 43, 61
作業の連続　2
作業プロフィール　49
作業面接　17
作業療法ガイドライン　68
作業療法介入プロセスモデル　135
作業療法実践の枠組み　49
作業療法士の役割　132

作業療法の役割　4
作業療法目標　28
サブアプローチ　46
作用因子　40, 61
参加　5, 10, 16, 30, 35, 39

し

視覚化　35, 42
自信　104
自然にしている ADL　79
実績指数　75
実践理論　135
「自分の作業を取り戻す」療法　74
社会的環境　45, 84
社会的治癒　9
社会モデル　10
主体性　27
主体性の回復　105
主体的な作業の実行状況　5, 15, 23, 24, 25, 27, 28, 34, 38, 48
手段的日常生活活動　77
障害の捉え方　115
状況図　24, 34, 41, 48, 61, 139
情緒　24, 28, 39, 80, 100, 117
情報収集　48, 56, 89
情報提供　86
将来　37, 51
信条　16, 23, 81
心身機能　28, 39
人生のケア　133
人生の最期　125
人生の再構築　9
人生背景　81
人生物語　13, 16, 17
人生物語作成シート　49, 138
人的環境　45, 84
心理的アプローチ　45, 80

心理面　24

す

スピリチュアリティ　13
スピリチュアルペイン　116

せ

生活行為向上マネジメント　22, 135
生活再編　3
生活史　23, 37, 48, 82
生活・人生の課題　3, 16, 48, 76
生活の自己管理　117
生活の質　23, 73, 78
生活の連続　2
生活歴　37
成功体験　96, 99, 100
生への意欲向上　132
脊髄梗塞　92
セラピー仮説　43, 63
セルフマネジメント　117
前後の文脈　17
全人的療法　8
全体像　35

そ

相互性　29
その人らしい暮らし　84
その人らしい生活の再建　73
その人らしさ　23, 58, 82

た

退院後　88
退院後訪問　89
退院支援　84, 86
大理論　134
他職種の情報　36

ち

チームでの意思統一　133
中理論　134
治療的自己　10

て

低酸素脳症　117
できない ADL　78
できる ADL　78

と

動機づけ　13, 45, 82, 134
橈骨遠位端骨折　108
疼痛恐怖　108
疼痛コントロール　108

な

ナラティブ・アプローチ　116

に

日常生活活動　73
人間作業モデル　134
認識　24, 28, 39, 80, 108
認知能力　45

ね

寝たきり　125

の

脳梗塞　101

は

破局的思考　109

ひ

引き継ぐ　85
人と環境と作業　19

病期に応じた課題設定　58

ふ

不安　108
フィードバック　45, 113
復職　89
物的環境　45, 84
プラスの増大　10
プロセスモデル　18, 135

へ

並列性　30

ほ

包括的環境要因調査票　136
訪問看護　126

ま

末期がん　125

め

面接　60

も

目的や価値を持つ生活行為　36

や

役割　84
役割再獲得　81, 100, 120, 124
矢印の引き方　40

り

臨床ツール　23

れ

連続性　31

ろ

6因子　28, 29

欧　文

A

ADL（activities of daily living）　73, 77, 92, 108
ADOC（Aid for Decision-making in Occupation Choice）　136

C

CEQ（Comprehensive Environmental Questionnaire）　136

F

FIM（functional independence measure）　80

I

IADL（instrumental activities of daily living）　77
ICF（International Classification of Functioning, Disability and Health）　22

K

Key Factor　24, 25, 41, 63

M

MOHO（Model of Human Occupation）　134
MTDLP（Management Tool for Daily Life Performance）　22, 135

O

OPAT6のプロセス　35
OQ（Occupational Questionnaire）　136
OTIPM（Occupational Therapy Intervention Process Model）　135
OTPF（Occupational Therapy Practice Framework）　49

Q

QOL（quality of life）　73, 78

S

SDM（Shared Decision Making）　43, 64, 68

※ 追加情報がある場合は弊社ウェブサイト内「正誤表／補足情報」のページに掲載いたします．
https://www.miwapubl.com/user_data/supplement.php

作業遂行6因子分析ツール
クライエントの思いと主体的な作業の実行状況を支援する

発　行　2024年11月20日　第1版第1刷Ⓒ
監　修　OPAT6研究会
編　集　小林幸治，坂田祥子
発行者　青山　智
発行所　株式会社 三輪書店
　　　　〒113-0033　東京都文京区本郷6-17-9　本郷綱ビル
　　　　TEL 03-3816-7796　FAX 03-3816-7756
　　　　https://www.miwapubl.com
装　丁　岐部友祐（ジェイアイプラス）
印刷所　株式会社 新協

本書の内容の無断複写・複製・転載は，著作権・出版権の侵害となることがありますのでご注意ください．

ISBN　978-4-89590-830-6　C3047

〈出版者著作権管理機構 委託出版物〉
本書の無断複製は著作権法上での例外を除き禁じられています．複製される場合は，そのつど事前に，出版者著作権管理機構（電話03-5244-5088，FAX 03-5244-5089，e-mail：info@jcopy.or.jp）の許諾を得てください．